AF901238

Deutsche Gesellschaft für Geschichte der Pharmazie e. V.

VERÖFFENTLICHUNGEN ZUR PHARMAZIEGESCHICHTE

Herausgegeben von
Christoph Friedrich und
Wolf-Dieter Müller-Jahncke

Band 7

WISSENSCHAFTLICHE VERLAGSGESELLSCHAFT MBH
STUTTGART
2009

Arzneimittelkarrieren

Zur wechselvollen Geschichte ausgewählter Medikamente

Die Vorträge der Pharmaziehistorischen Biennale in Husum vom 25. bis 28. April 2008

Herausgegeben von

CHRISTOPH FRIEDRICH

und

WOLF-DIETER MÜLLER-JAHNCKE

WISSENSCHAFTLICHE VERLAGSGESELLSCHAFT MBH

STUTTGART

2009

Bibliographische Information der Deutschen Nationalbibliothek

Die Deutsche Nationalbibliothek verzeichnet diese Publikation in der Deutschen Nationalbibliographie; detaillierte bibliographische Daten sind im Internet über *http://dnb.d-nb.de* abrufbar.

ISBN: 978-3-8047-2600-0

Jede Verwertung des Werkes außerhalb der Grenzen des Urheberrechtsgesetzes ist unzulässig und strafbar. Dies gilt insbesondere für Übersetzungen, Nachdruck, Mikroverfilmung oder vergleichbare Verfahren sowie für die Speicherung in Datenverarbeitungsanlagen.
© 2009 Wissenschaftliche Verlagsgesellschaft mbH, Stuttgart
Satz und Herstellung: Julian Paulus, Wiesloch
Druck: Hubert & Co, Göttingen

INHALTSVERZEICHNIS

VORWORT DER HERAUSGEBER

Vom 25. bis 28. April 2008 veranstaltete die Deutsche Gesellschaft für Geschichte der Pharmazie gemeinsam mit der Fachgruppe Geschichte der Pharmazie der Deutschen Pharmazeutischen Gesellschaft ihre Pharmaziehistorische Biennale in Husum. Mit Husum wählte der Vorstand der Gesellschaft einen der nördlichsten Orte Deutschlands und zudem eine traditionsreiche Stadt: 1409 fand der Ortsname erstmalig Erwähnung, 1577 wurde die Stadt Residenz des Herzogs von Schleswig-Holstein, und 1603 erhielt sie das Stadtrecht. Die kleine, heute 22 000 Einwohner zählende Kreisstadt, in der einst der Dichter Theodor Storm (1817–1888) lebte, der sie 1852 auch als »graue Stadt am Meer« beschrieb, verlieh der Biennale ein besonderes Flair. Nicht zuletzt die 1656 gegründete Schwan-Apotheke mit ihren reichen musealen Beständen bot den geeigneten historischen Rahmen für einen pharmaziehistorischen Kongress.

Das arzneimittelgeschichtliche Thema erwies sich nicht nur für Pharmaziehistoriker, sondern auch für Apotheker und Vertreter der wissenschaftlichen Pharmazie von Interesse. Der vorliegende Band vereint neben einer kurzen Einführung in das Thema die acht auf der Biennale gehaltenen Vorträge über verschiedene Arzneimittel, die Karriere machten. Sie widmen sich dem in der Frühen Neuzeit entdeckten Glaubersalz, Arsen, Pflanzen bzw. Drogen wie Zimt und Cannabis, den DDR-Arzneimitteln Trapidil und Talinolol sowie dem berühmt-berüchtigten Thalidomid, aber auch Erfolgskriterien für neue Arzneimittel im 21. Jahrhundert sowie schließlich der Werbung als besonderem Karrierefaktor.

Die Herausgeber danken Herrn Dipl.-Chemiker Florian Öxler für die redaktionelle Mitarbeit, den studentischen Hilfskräften Frau Kirsten Schuppert, Frau Franziska Damm, Herrn Johann Lieberknecht und Herrn Yannick Spies für das Korrekturlesen sowie Herrn Julian Paulus für die professionelle Satzgestaltung.

Wolf-Dieter Müller-Jahncke — Christoph Friedrich

ZUR EINFÜHRUNG

Das Wort ›Karriere‹ wird im allgemeinen Sprachgebrauch durchweg positiv verstanden und bezeichnet bekanntlich eine aufwärts strebende, erfolgreiche Laufbahn: ›Karriere macht‹ derjenige, der an ein hoch gestecktes Ziel gelangt. Mit Blick auf das spezifizierte Tagungsthema schließt der Begriff allerdings auch die umgekehrte, d.h. eine absteigende Richtung oder gar eine Spiralbewegung ein, so dass er letztlich jeden von einem Arzneimittel vollzogenen Positionswechsel betrifft. Will man daher eine Typologie solch möglicher Karrieren erstellen, dann lassen sich im Wesentlichen und epochenübergreifend folgende drei Formen differenzieren:

Als Regelfall ist von einem Medikament auszugehen, das auf den Markt kommt und so lange in Gebrauch bleibt, bis es durch ein effizienteres, nebenwirkungsärmeres, leichter anwendbares, kurz: ein zweckmäßigeres abgelöst wird. Unterschiede in diesem Standardverlauf ergeben sich dabei allein aus der jeweiligen Verweildauer des neu eingeführten Arzneimittels, die – ungeachtet der vielen hierfür relevanten Faktoren – ihrerseits und prinzipiell zwei Alternativen in sich birgt: Zum einen den Typ des *Langläufers*, der sich über einen großen, d.h. von der Norm erheblich abweichenden Zeitraum hinweg konstant im Arzneischatz erhält, was in der Regel seiner besonderen – mithin durch kein besseres Medikament ersetzten – Qualität zuzuschreiben ist; wir sprechen in einem solchen Fall von einem ›Klassiker‹, der diesen Status im Übrigen auch dann noch bewahrt, wenn er sich ab einem bestimmten Zeitpunkt letzthin doch als überholt (wiewohl damit nicht immer als definitiv überflüssig) erweist. Entgegen diesem Typ zeichnet zum anderen den *Kurzläufer* nur eine eng begrenzte Verweildauer auf dem Arzneimittelmarkt aus, wobei sein mehr oder minder schnelles Verschwinden durch verschiedene (u.a. ökonomische) Gründe oder gar – und dies ist der Extremfall – durch eine therapeutische Katastrophe veranlasst sein kann. Für beide Gruppen gilt es indes zu beachten, dass sowohl die lang- wie die kurzlebigen Arzneimittel in der sog. Volksheilkunde bzw. in der Selbstmedikation üblicherweise anderen Karriere-Formen unterliegen und daher auch die jeweiligen Zeiträume ihres Gebrauchs entsprechend relativiert werden müssen. Einen Sonderfall stellen schließlich die *Wiederläufer* dar, d.h. diejenigen Arzneimittel oder besser: Wirkstoffe, die schon einmal zur Materia medica gehörten und vielleicht sogar in hohem Ansehen standen, dann aber – weshalb auch immer – aus dem Handel genommen wurden oder schlichtweg in Vergessenheit geraten sind, bis man sich ihrer wieder erinnerte und sie – meist mit veränderter Indikationsstellung – erneut auf den Markt brachte.

Wie unterschiedlich die Karrieren von Arzneimitteln demnach auch verlaufen mögen – dafür maßgebend war und ist, jedenfalls im Rahmen der Schulmedizin und zumindest seit dem 19. Jahrhundert, das Motiv des Fortschritts, den freilich häufig nur eine gezielte Werbung verheißt und den außerdem stets eine Reihe von (an sich obsoleten) Medikamenten begleitet, deren Legitimation allein auf einer als autoritativ begriffenen Überlieferung beruht. Dieses Verhältnis von Progression und Tradition als prägende Kraft bestimmter Arzneimittelkarrieren spiegeln denn auch die nun folgenden Referate wider, die anhand ausgewählter Beispiele – je nachdem – Aufstieg und Fall, Nutzen und Unwert einst oder noch immer bedeutsamer, vergessener oder verkannter, zum Teil auch wiederentdeckter Medikamente aufzeigen.

Peter Dilg
Vorsitzender der DPhG-Fachgruppe ›Geschichte der Pharmazie‹

Wolf-Dieter Müller-Jahncke, Heidelberg

DAS GLAUBERSALZ – EINE UNENDLICHE KARRIERE

Erst vor wenigen Tagen wurde der neue ›Mutschler‹ – immerhin in 9. Ausgabe – ausgeliefert, und wen findet der geneigte Leser: Johann Rudolph Glauber und sein »Glaubersalz«, das nach wie vor als salinisches Abführmittel eingesetzt wird und sich gemeinsam mit dem Bittersalz (Magnesiumsulfat) anhaltender Beliebtheit erfreut. Zur Pharmakologie schreibt Ernst Mutschler: »Da Wasser leicht resorbiert wird, eignet es sich nicht als Abführmittel. Setzt man ihm aber schwer resorbierbare Stoffe zu, wird entsprechend dem osmotischen Druck dieser Substanzen bei der Einnahme von normotonen Lösungen die Resorption von Wasser aus dem Darm verringert, bei der Einnahme von hypertonen Lösungen Wasser in das Darmlumen abgegeben und dadurch die Entleerung [...] erreicht«. Aber cave: »Bei längerer Anwendung von natriumionenhaltigen Abführmitteln kann es zu einer Flüssigkeitsretention und zur Hypertonie kommen.«[1] Und Sabine Anagnostou macht darauf aufmerksam, dass sich das Glaubersalz »noch heute insbesondere zur Einleitung von Fastenkuren großer Beliebtheit«[2] erfreut. Auch gilt das Glaubersalz in einigen Thermalbädern als Mittel der Wahl zur Behandlung von Magen-Darm-Erkrankungen und anderen Befindlichkeitsstörungen. Die einzige Glauber-Therme Deutschlands wird in Bad Bertrich betrieben, das bereits Alexander von Humboldt als das »milde Karlsbad« bezeichnete.[3]

Doch nicht in Bad Bertrich, sondern in Wiener Neustadt entdeckte der Apotheker und Naturkundler Johann Rudolph Glauber (1604–1670) das Natriumsulfat (Na_2SO_4), dem er als »sal mirabile« geradezu die Wunderkräfte einer ›Panacea‹, also eines Allheilmittels, zuschrieb.

1 Ernst Mutschler / Gerd Geisslinger / Heyo K. Kroemer [u.a.]: Arzneimittelwirkungen. Lehrbuch der Pharmakologie und Toxikologie. 9. Ausg. Stuttgart 2008, S. 658 f.

2 Sabine Anagnostou: »Qui bene purgat, bene curat«. Vom antiken Purgans zum modernen Laxans. In: Pharmazie in unserer Zeit 37 (2008), 126.

3 Vgl. Wolf-Dieter Müller-Jahncke u. Arnulf Link: Johann Rudolph Glauber: Apotheker, Naturkundler und Schriftsteller. In: Pharmazeutische Zeitung 140 (1995), 4467–4472.

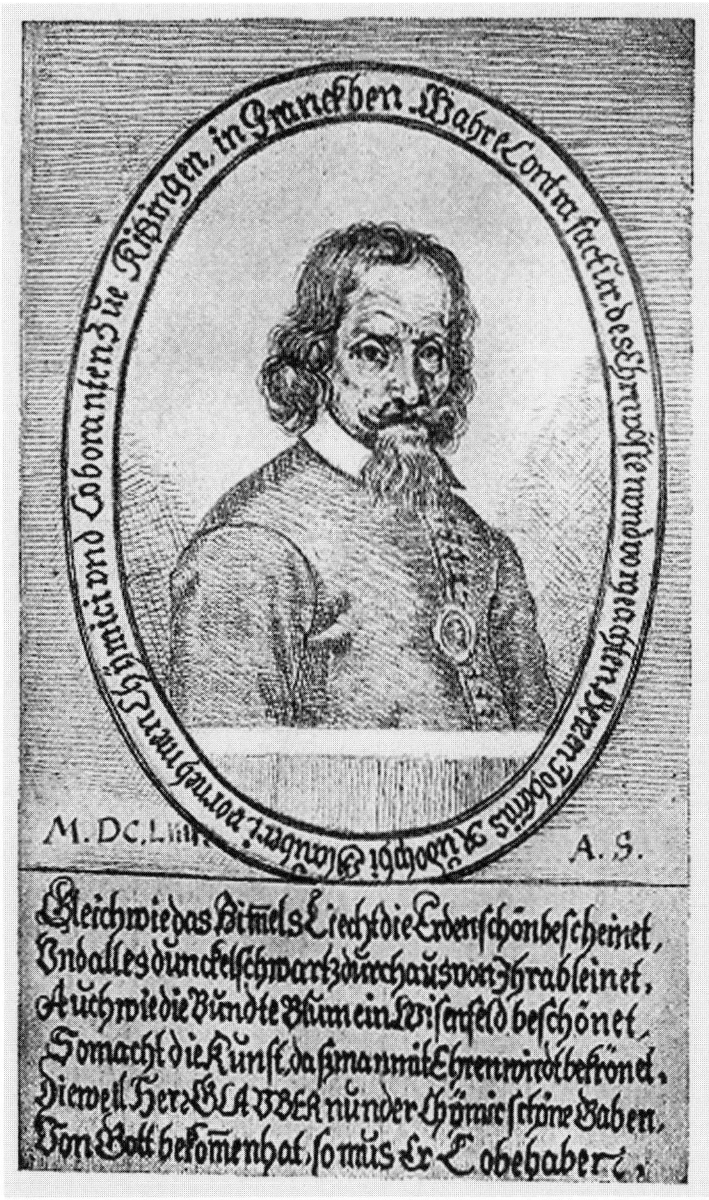

Abb. 1: Johann Rudolf Glauber

Glaubers Lebensweg

Glauber wurde 1604 in Karlstadt am Main als Sohn des verwitweten Barbiers Rudolph Glauber und dessen zweiter Frau Gertraut, Tochter des Michael Gosenberger, geboren. Nach dem frühen Tod der Eltern verließ er Karlstadt, wobei bis heute nicht gesichert ist, welche Schulen er in seiner Jugend besuchte. Fest steht indes, dass er den Beruf eines Feuerspiegelmachers erlernte, in alchemischen Laboratorien arbeitete und Bergwerkserfahrungen sammelte. Zeitlebens betonte er, die »Hohen Schulen« nicht besucht zu haben, zumal die »Physica, wie sie auf Hohen Schulen gelehret«,[4] zu nichts nütze sei. Vielmehr habe ihn das Feuer zum Philosophen, also zum Naturkundler, gemacht.

Obgleich Glauber immer wieder den Nutzen der Erfahrung in der Naturkunde betonte, zeigt seine Bibliothek, die er gemeinsam mit der Laboreinrichtung im Jahre 1668 kurz vor seinem Tode zum Kauf anbot, dass er ein Gelehrter mit einer erstaunlichen Interessenvielfalt war: So finden sich neben allgemeiner und naturkundlicher Literatur auch Wörterbücher, Reisebeschreibungen, geografische und theologische Traktate. Neben hüttenkundlichen und alchemischen Schriften standen Bücher zur ›Magia naturalis‹ und zur Pharmazie in dieser Bibliothek, und auch die Werke seines Vorbildes Paracelsus waren in einigen Ausgaben des 17. Jahrhunderts vorhanden.[5]

Die »peregrinatio academica« führte Glauber um 1625 nach Wiener Neustadt, wo er das ›Sal mirabile‹ – »sein« »Glaubersalz« – »entdeckte«; die Erstbeschreibung findet sich allerdings erst in der Schrift ›De natura salium‹ von 1658. Von Wiener Neustadt ging Glauber über Salzburg nach Basel, ehe er sich 1635 in Marburg an der Lahn niederließ. Hier arbeitete er als Hofapotheker im Dienste des Landgrafen Georg II. von Hessen-Darmstadt, und hier wurde ihm auch der Sohn

4 Johann Rudolph Glauber: De tribus Lapidibus. Amsterdam 1667, S. 4. Die Bibliographie der Schriften Glaubers findet sich bei Gerhard Dünnhaupt: Personalbibliographien zu den Drucken des Barock. 2. Ausg. Bd. 3. Stuttgart 1991, S. 1622–1652; zur Biographie Glaubers s. neben Kurt F. Gugel: Johann Rudolph Glauber 1604–1670. Leben und Werk. Würzburg 1955 u. Joachim Telle [Artikel]: Glauber, Johann Rudolf. In: Literaturlexikon. Autoren und Werke deutscher Sprache. Hrsg. v. Walther Killy. Bd. 4, Gütersloh u. München 1989, S. 168–179 insbesondere Arnulf Link: Johann Rudolph Glauber 1604–1670. Leben und Werk. Nat. wiss. Diss. Heidelberg 1993.

5 Vgl. Link [wie Anm. 4], 47f. u. 103f.

Johann Hermann aus erster Ehe mit der Gießenerin Rebecca Jacobs geboren.[6]

Glauber muss also den Apothekerberuf erlernt haben, denn zum einen waren die Leiter der Hofapotheken bestallte Apotheker, zum anderen bezeichnete sich Glauber auch noch in Amsterdam als »apothecaris«.

Mit Landgraf Georg II. zog Glauber vermutlich im Jahre 1639 nach Frankfurt am Main und von dort nach Bonn, wo er sich von seiner ersten Frau wegen deren Untreue trennte. Kurze Zeit später wanderte er in die Niederlande und ließ sich in Amsterdam nieder; hier heiratete er am 20. Januar 1641 Helene Cornelis aus Flensburg in zweiter Ehe.

In Amsterdam, das sich nach dem niederländischen Freiheitskampf gegen Spanien einer wirtschaftlichen und kulturellen Blüte erfreute, mietete Glauber in der Elandsgracht ein stattliches Haus, um »etwaß Rechtes ins grosse in Alchimia«[7] bewirken zu können, errichtete ein Laboratorium mit Öfen und beschäftigte eine Anzahl von Gehilfen. Bereits in dieser Zeit begann er als Unternehmer zu arbeiten, und verlegte sich vor allem auf das Gebiet der »gewerblichen Chemie«. Warum er im Jahre 1650 Amsterdam wieder verließ, ist bis heute nicht vollends geklärt. Fest steht nur, dass er über Bremen, Kassel und Hanau, zum Teil auf dem Land-, zum Teil auf dem Wasserweg, nach Wertheim am Main zog.

In Wertheim richtete Glauber wiederum ein Laboratorium ein, verließ die Stadt aber 1651, um sich im fränkischen Kitzingen, einem Zentrum des Weinbaus und Weinhandels, anzusiedeln. Auch in Kitzingen erwarb der gelehrte Apotheker ein Haus mit Laboratorium, verlegte sich allerdings nun auf die Herstellung von Essig und Weinstein aus Weinhefe. Hier nahm er auch die Herstellung und den Vertrieb seines Arzneimittels »Panacea antimonialis« (vermutlich Antimonpentasulfid) auf und hoffte, durch die Transmutation unedler in edle Metalle Geld verdienen zu können. In die Kitzinger Zeit fällt die Bekanntschaft Glaubers mit Christoph Fahrner, einem Verwalter im Dienste des Speyerer Domstiftes, der Glaubers Schriften gelesen hatte und zu seinem Anhänger geworden war. Wegen des An- und

6 Michael T. Lochbühler: Zur Geschichte des Apothekenwesens in Marburg von den Anfängen bis zum Jahr 1866. (Marburger Stadtschriften zur Geschichte und Kultur, Bd. 23) Marburg 1867, S. 346f.; vgl. Link [wie Anm. 4], 26–28.

7 s. Link [wie Anm. 4], 32.

PHARMACOPÆÆ SPAGYRICÆ
Oder
Gründlicher Beschreibung/
Wie man aus den Vegetabilien, Animalien und Mineralien, auff eine besondere und leichtere Weise/gute/kräfftige und durchdringende Artzneyen zurichten und bereiten soll.

Erster Theil.

Dem bedürfftigen Menschlichen Geschlecht zum besten beschrieben und an Tag gegeben

Durch

Johann Rudolph Glauber.

Nürnberg.
In Verlegung Wolffgang des Jüngern/ und Johann Andreæ Endters.

ANNO M. DC. LIV.

Abb. 2: Pharmacopoea spagyrica 1654

Weiterverkaufs verschiedener Rezepte durch Fahrner kam es jedoch zum Bruch der Freundschaft, und Glauber klagte, dass Fahrner seine chemisch-pharmazeutischen Geheimnisse (Secreta) veröffentlicht habe, die beiden hätten Geld einbringen können: »Sie [die Secreta] seynd hinweg/ verlohren/ welche doch mir vnd dir vnsere Nahrung hätten reichlich geben können/ wan du selbige nicht gemein gemacht hättest.«[8]

Eine Reihe von gedruckten Anschuldigungen und Apologien aus der Feder der Kontrahenten werfen ein aufschlussreiches Licht auf die wissenschaftlichen Disputationen in dieser Zeit, die oft mit derben Schmähungen und persönlichen Anschuldigungen des jeweiligen Gegners gespickt waren.

Differenzen mit den örtlichen Weinküfern, aber auch wirtschaftliche Misserfolge mögen Glauber veranlasst haben, 1654 über Frankfurt am Main und Köln wieder in die Niederlande zu ziehen. Spätestens seit 1660 wohnte er wiederum in Amsterdam, wo er sein Laboratorium betrieb. Jedoch hatte er kaum den wirtschaftlichen Erfolg, dessen es bedurfte, um seine Ehefrau und die acht Kinder standesgemäß zu ernähren. Neben seiner chemischen Tätigkeit lebte er vor allem vom Verkauf seiner Bücher, die der Amsterdamer Verleger Johann Jansson herausbrachte. Spätestens seit 1660 war Glauber von Krankheit gezeichnet, und Balthasar de Moncony (1611–1665), der ihn 1663 in Amsterdam besuchte, berichtete über seinen beklagenswerten Gesundheitszustand. Vor 1667 zog Glauber in ein kleineres Haus in der Loiersgracht, in dem er aber nicht mehr laborierte, sondern sich der esoterischen Seite der Alchemie zuwandte. Am 19. März 1670 verstarb Glauber in Amsterdam und wurde in der dortigen Westerkerk begraben.[9]

Der Schriftsteller und seine Kritiker

Es ist nicht verwunderlich, dass ein Mann, der gedruckte Schriften im Umfang von insgesamt mehr als fünfeinhalbtausend Oktavseiten hinterließ, schon früh in die Schusslinie seiner Gegner geriet. Hinzu kam, dass er – zumindest zeitweise – durch den Verkauf von Panaceen und Rezeptvorschriften zu einem gewissen Wohlstand gelangte, der ihm

8 s. Link [wie Anm. 4], 41.

9 Vgl. Link [wie Anm. 4], 46–48.

TRACTATUS
DE
SIGNATURA SALIUM,
METALLORUM
ET
PLANETARUM.

Oder /
Gründlicher unterricht / wie / oder
auff was weise man gar leichtlich / nicht allein
der Salien, Metallen, und Planeten, sondern auch
der Wörter / und Nahmen / ihre verborgene
Kräfften / Bedeutung / Natur / und Eigen-
schafften / nicht aus Büchern / oder
Schrifften / sondern bloß und allein
aus dehren signatur, durch einen
Circulum, und Quadranten,
erlernen / und aus rech-
nen kan.

Der Wunderwercken GOttes / Liebhabern
zu gefallen / beschrieben / und an Tag geben /
Durch
JOHAN. RUDOLPH. GLAUBER.

Zu Ambsterdam /
Bey Johan Jansson / 1658.

Abb. 3: Tractatus de natura salium 1658

geneidet wurde. Seine Gegner warfen ihm vor allem mangelnde Latinität und unklare Darstellung der chemischen Prozesse vor. Glauber verteidigte sich, dass er seine Schriften bewusst – wie Paracelsus – in deutscher Sprache verfasst und für »Gelährt vnnd Vngelährt/ hohe vnd leuthe/ biß auff den Allergringsten Bawerman«[10] geschrieben habe. Auch hielt man ihm bisweilen seine Paracelsus-Verehrung vor, und einer seiner schärfsten Kritiker, ein Anonymus, der sich bis heute unter der unaufgelösten Sigle C. D. M. A. S. verbirgt, meinte, dass Glauber Paracelsus weder recht gelesen noch verstanden habe. Der anonyme Verfasser ›Antiglauberus‹, hinter dem man entweder Christoph Fahrner, Ludwig Wolfhardt oder Johann Joachim Becher vermutet, ging in seinem ›Glauberus refutatus‹ mit den chemischen Vorschriften Glaubers ins Gericht. Es ist allerdings auch nicht auszuschließen, dass bei diesen zeitgenössischen Kritikern Glaubers Stellung zur Religion eine gewisse Rolle spielte, zählten sich doch viele der heterodoxen Naturkundler des 17. Jahrhunderts zum »Platonischen Christentum«[11], das mit den Mauerkirchen nichts gemein haben wollte. So verglich C. D. M. A. S. Glauber mit Julian Apostata und nannte ihn einen Atheisten, der ärger als ein Heide oder Türke sei. Dem erwiderte der in Religionsfragen tolerante Glauber:

»Es wäre zu wünschen daß doch einmal der vnnütze Streit vnd eiteles disputiren vnd philosophiren der Gelehrten auffgehoben vnd die wahre Erkündtniß Gottes dagegen eingeführet würde.«[12]

Ein weiterer Widersacher Glaubers, Johann Hartprecht, der unter dem Pseudonym ›Filius Sendivogii‹[13], das sich an den Alchemiker,

10 s. Link [wie Anm. 4], 99.

11 Der Begriff geht zurück auf das Werk ›Platonisch-Hermetisches Christentum‹ (Frankfurt u. Leipzig 1690), das der Greifswalder Professor Daniel Ehregott Colberg (1689–1698) verfasste, s. Wilhelm Kühlmann: Der ›Hermetismus‹ als literarische Formation. Grundzüge seiner Rezeption in Deutschland. In: Scientia Poetica. Jahrbuch für Geschichte der Literatur und der Wissenschaften 3 (1999), 145–157.

12 Link [wie Anm. 4], 140.

13 Vgl. Joachim Telle: Zum »Filius Sendivogii« Johann Hartprecht. In: Die Alchemie in der europäischen Kultur- und Wissenschaftsgeschichte. Hrsg. von Christoph Meinel (Wolfenbütteler Forschungen, Bd. 32). Wiesbaden 1986, S. 119–136.

Diplomaten und Naturforscher Michael Sendivogius (1566–1636)[14] anlehnte, schrieb, bemängelte zum einen Glaubers angeblich mangelnde Religiosität, zum anderen aber auch seine Betonung der Empirie bei chemischen Arbeiten. Hartprecht wiederum war eng verbunden mit dem Kreis um Samuel Hartlib (gest. 1662) in London, der seinerseits gute Verbindungen zu dem Arzt Joachim Polemann in Amsterdam pflegte. Polemann, Verfasser eines 1640 gedruckten Werkes ›Novum lumen medicum‹, berichtete seinem Gönner Hartlib über Glauber und kritisierte dessen Vorschriften zur Herstellung des ›Lapis philosophorum‹. Wie eng Glauber mit dem Hartlib-Kreis und Robert Boyle verbunden war, bezeugt auch ein Bericht des Benjamin Worsley, der Glauber 1648/49 in Amsterdam besucht hatte, um dessen Geheimnisse zu erkunden, die ihm Glauber jedoch nicht offenbarte.

Glauber als Chemiker

In der Wissenschaftshistoriographie gilt Glauber als einer der Begründer der ›gewerblichen‹ Chemie. So verfasste er Werke zur Metallurgie, zu den Gärtechniken – mit denen er auch seinen Lebensunterhalt verdiente –, zu Ratschlägen für Landwirte und zur Kameralistik. In seinem Werk ›Deß Teutschlandts Wolfahrt‹, das von 1656 bis 1661 in Amsterdam herauskam, wollte Glauber Ratschläge zum Aufbau des nach dem Dreißigjährigen Krieg verwüsteten Deutschlands geben und empfahl die Chemie als Werkzeug der merkantilistischen Wirtschaftspolitik. Bei seinen Zeitgenossen wurde er vor allem durch die Vorschriften zur Gewinnung von Säuren und Salzen, die er in den von 1646 bis 1649 in Amsterdam erschienenen ›Furni novi philosophici‹ beschrieb, berühmt. Bei seinen Untersuchungen der Umsetzung des »Spiritus salis« mit verschiedenen Metallen fand er neue Darstellungsmethoden und Salzverbindungen.[15]

Einen Großteil seines Werkes widmete Glauber jedoch der pharmazeutischen Chemie, die er wie Paracelsus als »Spagyrik« bezeichnete[16]. In dem erwähnten Streit der Paracelsisten gegen die Galenisten nahm

14 Zu Michael Sendivogius s. Karin Figala [Artikel M. S.]. In: Alchemie. Lexikon einer hermetischen Wissenschaft. Hrsg. v. Claus Priesner u. Karin Figala. München 1998. S. 332–334.

15 s. dazu ausführlich Link [wie Anm. 4], 69–82.

16 s. zur Chemiatrie als Überblick: Christoph Friedrich / Wolf-Dieter Müller-Jahncke: Geschichte der Pharmazie. Bd. 2. Von der Frühen Neuzeit bis

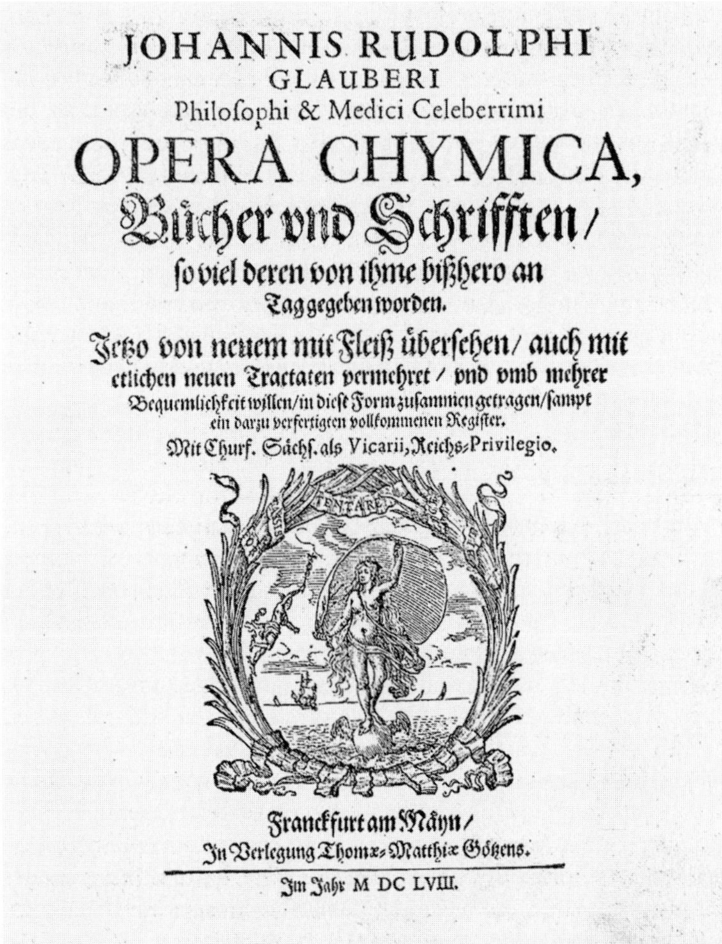

JOHANNIS RUDOLPHI
GLAUBERI
Philoſophi & Medici Celeberrimi
OPERA CHYMICA,
Bücher und Schrifften/
ſo viel deren von ihme bißhero an
Tag gegeben worden.
Jetzo von neuem mit Fleiß überſehen/ auch mit
etlichen neuen Tractaten vermehret/ und umb mehrer
Bequemlichkeit willen/in dieſe Form zuſammen getragen/ſampt
ein darzu verfertigten vollkommenen Regiſter.
Mit Churf. Sächſ. als Vicarii, Reichs-Privilegio.

Franckfurt am Mäyn/
In Verlegung Thomæ-Matthiæ Götzens.
Im Jahr M DC LVIII.

Abb. 4: Opera chymica 1658

er allerdings eine Mittlerstellung ein: So verdammte er die Arzneimittel der ›alten Medici‹ nicht in toto, zog aber in seiner ›Pharmacopoea Spagyrika‹ (1654/1668) die »chymischen Medikamente« den galenischen vor. Paracelsus folgend, betonte er die Kraft der ›Tria principia‹, die er mit den ›Tria regna‹ verband. Nach Glauber beruht die Kraft der Vegetabilien und Animalien auf ihrem Öl (›sulphur‹) und dem ›sal‹, wohingegen ›mercurius‹ in den Mineralien und Metallen wirkt. Um spagyrische Arzneimittel herzustellen, schlug er den Weg über die Gärung und anschließende Destillation vor, um so eine Essenz zu erhalten, die durch einen »Salzgeist« korrigiert werden kann. Unter den Metallen nimmt für Glauber das Antimon eine herausragende Stellung ein: »Vnter den Mineralien ist das Edelste das Antimonium [...] welches auch alle wahre Philosophi Chimici bekennen«.[17] Als überzeugter Paracelsist rühmte er alle seine chemiatrischen Zubereitungen, so beispielsweise die ›Bezoardica‹ (Antimonoxide) oder ›Butyrum Antimonii‹ (Antimontrichlorid). Vor allem aber das »Aurum potabile«, dem Glauber die Traktate ›De Auri tinctura‹ (1646) und ›De Medicina universali‹ (1656) widmete, sollte nach alter Tradititon als Universalheilmittel dienen, wobei Glauber bis zu seinem Lebensende glaubte, Gold in nur drei Stunden so flüchtig und wirksam wie Weingeist machen zu können.[18]

Das ›Glaubersalz‹

Im Jahr 1658 veröffentlichte Glauber seine Schrift ›De Natura salium‹, in der er das Natriumsulfat beschreibt und als ›Sal mirabile‹ bezeichnet. Zur Darstellung äußerte sich Glauber in dem genannten Traktat nur in unklaren Andeutungen, dafür erklärte er anschaulich das neue Salz: »Von der eusserlichen Gestalt/ Farb/ Geschmack/ vnd Geruch des Salis Mirabilis. Dieses Saltz/ wanns wohlbereitet/ ist es anzusehen/ wie ein gefroren Wasser oder Eis; langlicht wie ein Salpeter angeschossen/ gantz hell vnd durchsichtig; auff der Zungen leicht schmeltzend wie ein Eiß; am geschmack nicht scharff oder sonderlich gesaltzen; doch etwas adstringirent; auff glueende Kohlen geleget nicht springend

zur Gegenwart. Eschborn 2005, S. 306–327 (Geschichte der Pharmazie / R. Schmitz 2).

17 s. Link [wie Anm. 4], 95.

18 s. Link [wie Anm. 4], 98.

wie ein gemein Kochsaltz; noch brennend/ wie ein Salpeter/ sondern keinen Geruch von sich gebende/ sich gluehen lest/ welches sonst kein ander Saltz zuthun pfleget.«[19]

Mag Natriumsulfat als Geheimmittel bereits früher in Gebrauch gewesen und der Begriff ›Sal mirabile‹ auch in anderem Sinne verwendet worden sein, gebührt Glauber doch der Ruhm, das Salz, mit dem sein Name bis heute zu Recht als Eponym verknüpft ist,[20] eingehend untersucht und beschrieben zu haben. Nicht wenig dürfte zur Verbreitung des Glaubersalzes beigetragen haben, dass es als Nebenprodukt bei der Produktion von Salzsäure aus Natriumchlorid und Schwefelsäure anfällt, ein Verfahren, das zu den wichtigsten Entdeckungen Glaubers zählt.

Das Glaubersalz in der Arzneibuchliteratur

Zedlers Universallexikon bezeichnet das Glaubersalz (»Wunderbares Saltz Glaubers, Sal Mirabile Glauberi«) als »ein vitriolisches, reines fixes Mittelsaltz, welches aus der Vitriolsäure und dem Alkali des Kuechensaltzes bestehet«.[21] Nach Wolfgang Schneider führte die Pharmacopoeia Wirttembergica von 1741 als erstes Arzneibuch das Glaubersalz auf,[22] das von da an pharmakopöeüblich wurde. Als Beispiele für die Erwähnung des Glaubersalzes in der Fachliteratur des 18. Jahrhunderts können das ›Dispensatorium aus denen Londoner und Edimburgschen Pharmacopoeen‹ (1770), die ›Schwedische Pharmacie‹ (1776), das ›Dispensatorium Borusso-Brandenburgicum‹ (1781) und die österreichische ›Provinzial-Pharmakopee‹ (1787) genannt werden. Im 19. Jahrhundert sind in allen Pharmakopöen Monografien des Natriumsulfats, meist als ›Natrum sulphuricum‹ bezeichnet, mit

19 s. Link [wie Anm. 4], 143.

20 Zu den Eponymen in der Pharmazie s. François Ledermann: Andromaque, Galien, Dalibour, Sydenham […]: les éponymes, reflet d'une histoire des formes galéniques. In: Histoire de la pharmacie galénique. L'art de préparer les medicaments de Galien à nos jours. Hrsg. v. Véronique Préat, Nicole Roland-Marcelle u. Baudouin Van den Abeele. Löwen/Louvain 2006, S. 21–36.

21 s. Johann Heinrich Zedler: Grosses und vollständiges Universal=Lexicon aller Wissenschaften und Künste […]. 68 Bde. u. Suppl. Bde. Leipzig u. Halle 1732–1754. Bd. 59 (1749), Sp. 2099–2101; vgl. Link [wie Anm. 4], 144.

22 Wolfgang Schneider: Lexikon der Arzneimittelgeschichte. 7 Bde. (1968–1975). Bd. 6 (1975), S. 159.

Trost

Der Seefahrenten:

Darinnen gelehret vnd an-
gewisen wirt / wie sich die Seefah-
rende vor Hunger vnd Durst / wie auch
solchen Kranckheiten so ihnen auff langwiri-
ger Reise begegnen möchten / versorgen
vnd bewahren können.

Allen denen welche dem Vatterland
zum besten die grosse vnd langwirige See-
fahrten gebrauchen / zu Lieb / Hilff / Trost vnd
Labsal wohl meinent Beschriben vnd
an Tag geben.

Durch

JOH. RUD. GLAUBER.

Zu Amsterdam /
Bey Johan Jansson, 1657.

Abb. 5: Trost der Seefahrenten 1657

Hinweis auf die Synonyma ›Sal Mirabile Glauberi‹ und ›Glaubersches Wundersalz‹ zu finden, während sich gegen die Jahrhundertwende die sachlicheren Bezeichnungen ›Sal Glauberi‹ oder Glaubersalz durchsetzten.[23]

Im Gegensatz zu den dürftigen Hinweisen in ›De Natura salium‹ beschreibt Glauber in seiner Schrift ›Miraculum mundi Ander Teil‹ von 1660 die Darstellung des ›Sal mirabile‹ ausführlich, allerdings mit der Einschränkung, dass anstelle von Schwefelsäure nur der Buchstabe ›A‹ steht, da er anscheinend das Verfahren noch vermarkten wollte. Glauber schreibt dort: »R(ecipe) Zwey Theilen gemein Saltz/ solvire es in so viel gemein waßer/ alß zur solution von Noethen/ giesse darzu A…«.[24]

Beim Destillieren aus einer Retorte gehe zuerst ein »Vngeschmack Phlegma« über, dann ein saurer Spiritus. Aus dem Rückstand erhalte man durch Lösen in Wasser und Eindampfen der filtrierten Lösung »ein schoen weisses Salz«.[25]

Diese Darstellung blieb auch in der Folgezeit die vorherrschende Methode. So kann man in einer Übersetzung der ›Schwedischen Pharmacie‹ bei der Darstellung des sauren Kochsalzgeistes abschließend den Hinweis finden: »Das in der Retorte Zurückgebliebene loese mit Wasser auf […] so giebt es eine vitriolisirte Sode oder das sogenannte Glaubersche Wundersalz (Sal mirabile Glauberi).«[26] Desgleichen erwähnen die Ausgaben der ›Oesterreichische[n] Provinzial-Pharmakopee‹ von 1776, 1783 und 1787 die Bereitung des Glaubersalzes in Verbindung mit der Darstellung des ›Spiritus Salis acidus‹. Doch schon wenig später verlagerte sich die Herstellung des Natriumsulfats aus der Apotheke, wie ein Kommentar zur ›Pharmacopoea Borussica‹ aus dem Jahre 1808 zeigt: »Selten wird das Glaubersalz von den Apothekern selbst bereitet, mehrenteils beziehet man es aus Fabriken, wo es als Nebenprodukt auf eine oft nicht ganz unverdächtige Weise, wie schon bemerkt, erhalten wird; es ist daher Pflicht, dasselbe vor dem Gebrauche, wenn es nicht selbst bereitet, auf das genaueste zu prüfen«.[27] Auch die ›Oestreichische Pharmacopoee‹ von 1818 weist

23 s. Link [wie Anm. 4], 146.
24 s. Link [wie Anm. 4], 144.
25 s. Link [wie Anm. 4], 146.
26 s. Link [wie Anm. 4], 145.
27 s. Link [wie Anm. 4], 145.

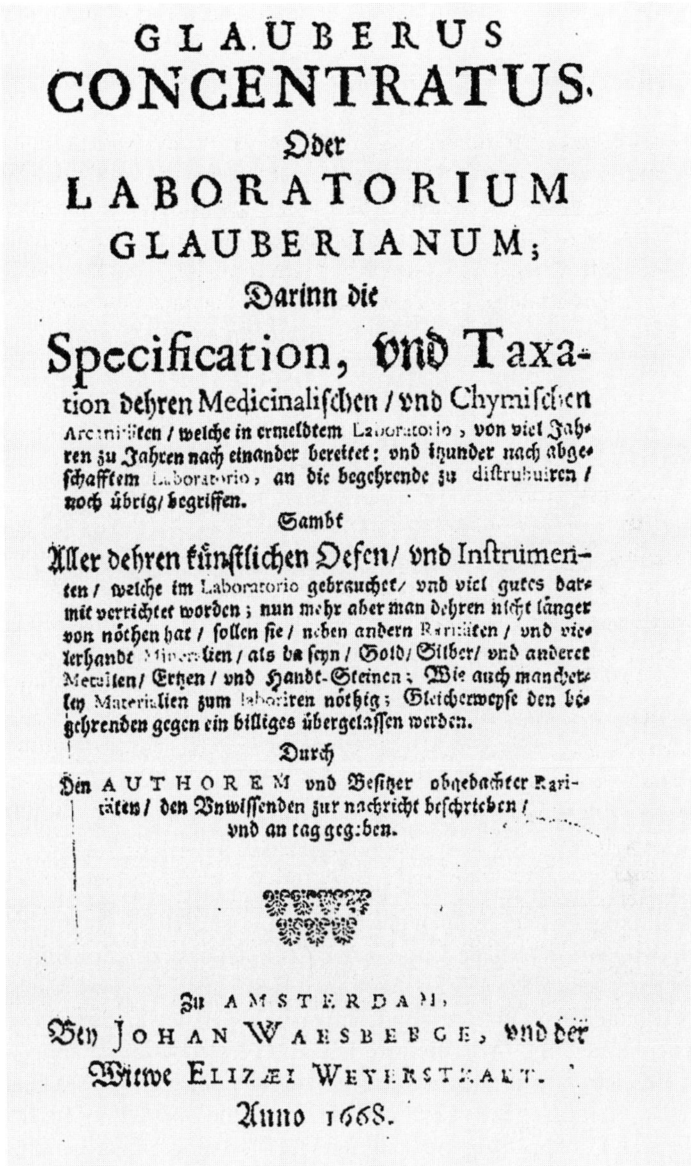

GLAUBERUS
CONCENTRATUS.
Oder
LABORATORIUM
GLAUBERIANUM;
Darinn die
Specification, und Taxation dehren Medicinalischen / und Chymischen Arcaniräten / welche in ermeldtem Laboratorio, von viel Jahren zu Jahren nach einander bereitet: und itzunder nach abgeschafftem Laboratorio, an die begehrende zu distrubuiren / noch übrig / begriffen.
Sambt
Aller dehren künstlichen Oefen / und Instrumenten / welche im Laboratorio gebrauchet / und viel gutes darmit verrichtet worden; nun mehr aber man dehren nicht länger von nöthen hat / sollen sie / neben andern Raritäten / und vielerhande Mineralien / als da seyn / Gold / Silber / und anderer Metallen / Ertzen / und Handt-Steinen; Wie auch mancherley Materialien zum laboriren nöthig; Gleicherweyse den begehrenden gegen ein billiges übergelassen werden.
Durch
Den AUTHOREM und Besitzer obgedachter Raritäten / den Unwissenden zur nachricht beschrieben / und an tag gegeben.

Zu AMSTERDAM,
Bey JOHAN WAESBERGE, und der Witwe ELIZÆI WEYERSTRAET.
Anno 1668.

Abb. 6: Glauberus concentratus 1668

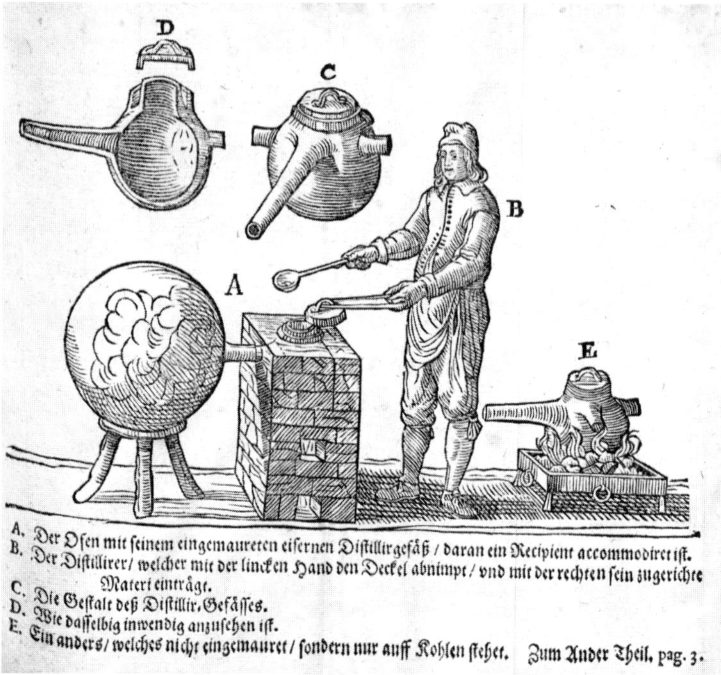

Abb. 7: Furni novi 1658

auf die Herstellung außerhalb der Apotheken hin, hält dagegen Verfälschungen für weniger beachtenswert: »Das schwefelsauere Natrum wird jetzt häufig im Großen aus den Pfannensteinen und aus den Mutterlaugen vieler Salinen gewonnen und ist deshalb nicht leichtlich den Verfälschungen ausgesetzt.«[28] Zur gleichen Zeit erwähnt die ›Pharmacopoea Bavarica‹ (1822) auch das natürliche Vorkommen des Glaubersalzes an den Rändern von Salzseen, im Rückstand von Siedepfannen und in Salzbergwerken und verwendet unter anderem die Bezeichnungen ›Sulphas Sodae nativus‹ oder ›natürliches Glaubersalz‹, nennt daneben aber auch die künstliche Darstellung aus dem Rückstand der Salzsäureherstellung. Wie Hermann Hager berichtet, wurde mit der Darstellung aus Salzsole im Jahre 1767 in Friedrichshall

28 s. Link [wie Anm. 4], 145.

begonnen und das Produkt auch als ›Friedrichssalz‹ in den Handel gebracht. In der Medikamenten-Expedition der Franckeschen Stiftungen zu Halle wurde das Glaubersalz ursprünglich angeblich aus Epsomsalz gewonnen, späterhin aber aus einer Schönebecker Fabrik bezogen. In den Arzneibuchmonographien traten späterhin an die Stelle von Herstellungsvorschriften Identitäts- und Reinheitsprüfungen für wasserhaltiges Natriumsulfat (Natrum sulphuricum crystallisatum); hingegen wurde »Natrum sulphuricum siccum oder siccatum« noch in der Apotheke zubereitet. Die ›Sächsische Pharmacopöe‹ (1837) differenzierte zwischen gekauftem, rohen Glaubersalz (»Natrum sulphuricum emtitium« oder »Sulphas natricus crudus«) und dem durch Umkristallisieren in der Apotheke gereinigten Salz, wie sie auch eine etwa 25prozentige Glaubersalzflüssigkeit (»Liquor Salis mirabilis Glauberi«) als Reagens beschrieb.

Bis einschließlich der siebenten Ausgabe des Deutschen Arzneibuches (1968) ist der Begriff Glaubersalz in der Monographie, im Register oder unter den Synonyma zu finden, von der achten Ausgabe an wird es nur noch als Natriumsulfat erwähnt.[29]

Die Wirkung des Glaubersalzes

In ›De Natura salium‹ weist Glauber auf die innerliche und äußerliche medizinische Anwendung des Sal mirabile hin und schreibt dann an anderer Stelle weitläufig »Vom Gebrauch des Salis Mirabilis in Medicina«. An erster Stelle bezeichnet er es als ein Universal-Purgans, das »alle boese vnd schaedliche Humores« aus dem Körper treibe und das auch als Klistier unter Zusatz vegetabilischer, animalischer oder mineralischer Purgantien verwendet werden könne. Mit Honig gemischt lasse sich das Sal mirabile zu Suppositorien für Kinder formen, auch werde die purgierende Wirkung durch Zusatz metallischer oder mineralischer Stoffe noch verstärkt. Glauber empfahl sein Salz auch gegen Kopfschmerzen, jede Art von Fieber und Epilepsie. »Zu aller boesen Humorum außfuehrung« sei zusammen mit dem Sal mirabile Antimon oder, entsprechend dem erkrankten Organ, ein anderes Metall angezeigt. Das Glaubersalz vertreibe nicht nur alle Würmer, sondern ziehe bei Gichtknoten den »Tartarischen fluß« aus den Gliedern und werde bei Wassersucht innerlich wie auch zu

29 s. Link [wie Anm. 4], 145f.

Bädern verwendet. Es stille innerliche Blutungen und kuriere selbst Beinbrüche, Nabel- und Leistenbrüche, besonders wenn Zink oder Galmei darin gelöst sei. In die Nase gezogen helfe das Salz »wan daß Haupt voller Catharren«, gegen Zahnschmerzen in ein Tüchlein gebunden und an den Zahn gehalten, als Gurgelmittel bei Schwellung der Mandeln und Entzündungen in der Mundhöhle und reinige, durch die Nase eingezogen, das Haupt bei »bloedem Gesicht/ rinnenden Augen/ vnd verstopffung des Gehoers.« Äußerlich könne das Glaubersalz bei alten Fisteln und frischen Wunden, bei Krätze und anderen Hautschäden in Form warmer Bäder verwendet werden. Schließlich wirke es äußerlich angewendet blutstillend, besonders mit Spinnweben, Pfauenmist oder Eisen gemischt.[30]

In der Folgezeit werden wesentlich weniger Indikationen für das Sal mirabile genannt. Die ›Pharmacopoea Hannoverana‹ (1819) schreibt dem Sal mirabile Glauberi kühlende, abführende und wassertreibende Wirkung zu und empfiehlt eine Tagesdosis von einer Unze (etwa 30 g), während die ›Pharmacopoea Badensis‹ (1841) das Salz als laxierend und antiphlogistisch charakterisiert. In Hagers Handbuch von 1878 wird das Glaubersalz als ein mildes und kühlendes Abführmittel bezeichnet, das »in Gaben von 1,0 – 2,0 – 4,0 (g) alle zwei Stunden oder als einmalige Gabe zu 20,0 – 30,0 – 50,0 … (g)« empfohlen wird, und eine spätere Ausgabe dieses Handbuches (1892) gibt an, dass Natriumsulfat in Gaben von 15–30 g ein »Kollern im Leibe und wässerige Stuhlentleerungen« erzeuge. Auch benutzte man es äußerlich bei Hornhautflecken. Ein Vademecum zur »Britischen Pharmacopöe« schreibt dem Natriumsulfat die Eigenschaften eines hervorragenden kühlenden Laxans und eines kräftigen Stimulans für Leber und Därme zu; die Dosis sollte eine viertel bis eine Unze betragen. Das Französische Arzneibuch (1908) nennt als Anwendungsgebiete die Bereitung abführender Tränke und Klistiere. Bereits im Jahre 1878 hatte Hager bedauert, dass »das Glaubersalz […] ein mildes und kühlendes Abführmittel, welches vor Zeiten in der Medicin eine grosse Rolle spielte, heute aber wenig beachtet wird, da es eine Menge anderer rivalisierender Mittel giebt.«[31] Dabei dürfte auch eine Rolle gespielt haben, dass das Auflösen einer wirksamen Dosis Natriumsulfat in Wasser wesentlich umständlicher ist als etwa die Einnahme einer Tablette

30 s. Link [wie Anm. 4], 147.
31 Link [wie Anm. 4], 147f.

oder eines Dragees. Seinem Ruhm als Laxans hat dies jedoch keinen Abbruch getan: Der Oberleutnant von Wlazeck in Ludwig Thomas ›Altaich‹ kennt die universelle Anwendung von Glaubersalz: »ich behaupte: Alles, was den Menschen bedrickt, kommt vom dicken Blut. Ich habe einmal in Wien zu einem sehr bekannten Dichter gesagt: Ich bidde, Herr von …, na der Name tut nichts zur Sache…, ich bidde, was wollen Sie eigentlich mit Ihrem Wöltschmerz? Der ganze Wöltschmerz is bloß mangelhafter Stuhlgang. Wann der Lenau Karlsbader getrunken haben möchte, hätte er humoristische Gedichte gemach. Mit einem Pfund Glaubersalz reinige ich die gesamte Poesie vom Wöltschmerz … Aber wirklich!«[32]

32 Ludwig Thoma: Altaich. Eine heitere Sommergeschichte. Frankfurt/Main u. Hamburg 1957, S. 98.

Gabriele Wacker und Bettina Wahrig, Braunschweig

ZIMT – BESCHEIDENER ZEUGE FÜR KONVERSATIONEN ZWISCHEN PHARMAZIE UND KULTUR

Der vorliegende Beitrag verfolgt anhand ausgewählter Beispiele die Geschichte des Zimts von der Antike bis zur Gegenwart; ein Schwerpunkt liegt dabei auf der Frühen Neuzeit und stützt sich auf Erkenntnisse aus dem Projekt »Arznei und Konfekt«[1]. Ein zweiter Schwerpunkt betrifft seine Bedeutung im 18. und frühen 19. Jahrhundert und gewährt einen Ausblick auf jüngste Entwicklungen. Indem wir den Spuren des Zimts in verschiedenen Zeitabschnitten der europäischen Geschichte folgen, soll gezeigt werden, auf welche unterschiedliche Art in der Geschichte pharmazeutisches Wissen über Zimt dargestellt wurde und wie die Vorstellungen über seine geographische Herkunft mit solchen über den menschlichen Körper in Krankheit und Gesundheit jeweils interagierten.

Obwohl Zimt heute seine Bedeutung als Apothekenware verloren hat, ist die ihm zugesprochene Arzneiwirkung geblieben. Diese beruht wahrscheinlich auf dem ätherischen Öl mit dem Hauptwirkstoff Zimtaldehyd. Kaum ein anderes ätherisches Öl soll eine so prompte Wirkung auf die Durchblutung besitzen und so stark spasmolytisch wirken.[2] Zimt ist in Magenpräparaten bei Oberbauchbeschwerden

1 Dieses Projekt wird in Zusammenarbeit zwischen der Herzog August Bibliothek Wolfenbüttel und der Abteilung für Geschichte der Naturwissenschaften mit Schwerpunkt Pharmaziegeschichte in Braunschweig durchgeführt. Bearbeiterin ist Gabriele Wacker. Im Titel dieses Beitrags wird ein sehr freier Gebrauch von Donna Haraways Begriff des »bescheidenen Zeugen« gemacht. Vgl. Donna Haraway: Modest_Witness@Second_Millenium. FemaleMan©-Meets_OncoMouse™. Feminism and Technoscience. London 1997. Die Droge (nicht wie bei Haraway der/die Wissenschaftler/in) bezeugt in unserem Beitrag den Zusammenhang zwischen Kultur und Arzneimittelanwendung in der Geschichte.

2 Rudolf Hänsel / Konstantin Keller / Horst Rimpler (Hrsgg.): Hagers Handbuch der pharmazeutischen Praxis. Bd. 4. Berlin 1991. S. 889. – Max Wichtl: Teedrogen und Phytopharmaka. Ein Handbuch für die Praxis auf wissenschaftlicher Grundlage. 3. Aufl. Stuttgart 1997. S. 153–155. Hierzu trägt sicherlich auch der Cumaringehalt bei, sofern es sich um Cassiazimt handelt (s. u. Abschnitt 5).

wie Völlegefühl, Blähungen und leichten Magen-Darm-Krämpfen als Wirkkomponente heute noch enthalten. Im Zusammenhang mit der verdauungsfördernden Wirkung ist jüngst über eine antidiabetische Wirkung gestritten worden.[3] Hauptverwendung blieb jedoch bis heute diejenige als Geschmackskorrigens. Anhänger der Aromatherapie schätzen Zimtöl als ›Vermittler von körperlicher und seelischer Wärme‹. Mit Myrrhe, Aloe und Zimt besprengten Frauen, so aus den biblischen Sprichwörtern vernommen, ihr Lager, um Freier zu werben.[4]

Weniger bekannt ist dagegen, dass im ätherischen Zimtöl Verbindungen enthalten sind, die desinfizierend, antimikrobiell und antimykotisch wirken. Jedoch ist noch nicht entschieden, ob die Wirkungsintensität ausreicht, um Zimt in der Therapie sinnvoll einsetzen zu können.[5] In diesem Zusammenhang ist auch interessant, dass bereits in der Frühen Neuzeit die lange Haltbarkeit der Droge beobachtet wurde, wie zum Beispiel durch Adam Lonicer 1582: »bleiben zehen jar unversehrt an jrer natur«.[6]

Vor dem Hintergrund der vielfältigen arzneilichen Eigenschaften, die auch heute noch Gegenstand von Laborstudien und klinischen Untersuchungen sind, werden Texte und Lobeshymnen früherer Zeiten über Zimt verständlicher. Im Folgenden sollen zunächst kurz die wichtigsten Benennungen und traditionellen Unterscheidungen von Zimtsorten und -arten sowie ihre Bedeutung in Antike und Mittelalter vorgestellt werden (Abschnitt 1), danach wird seine Rolle als Handelsware und Arzneimittel in der Frühen Neuzeit behandelt, wobei vor allem die Akten und Literaturbestände zur Hofapotheke Wolfenbüttel Berücksichtigung finden (Abschnitt 2). Anhand einer Dissertation aus

3 Für eine kritische Diskussion vgl. Ingo Rustenbeck: Unkonventionelle adjuvante Diabetes-Therapie. In: Medizinische Monatsschrift für Pharmazeuten 30 (2007), 131–137.

4 Pflanzen der Bibel. Begleitheft zur Sonderausstellung im Deutschen Medizinhistorischen Museum (Kataloge des Deutschen Medizinhistorischen Museums Ingolstadt. Hrsg. v. Christa Habrich. Heft 27). Gaimersheim 2005. S. 101.

5 Siehe Hildbert Wagner / Markus Wiesenauer: Phytotherapie. Phytopharmaka und pflanzliche Homöopathika. Stuttgart 1995. S. 348. Vgl. unten Abschnitt 5.

6 »Zimmterinden / oder Cassiae odoratae …«. Adam Lonicer: Kreuterbuch. Frankfurt 1582. fol. 298 b.

dem 18. Jahrhundert über den Zimt wird anschließend seine kulturhistorische Bedeutung im Beziehungsgeflecht zwischen Körpermetaphorik und Arzneimittelanwendung in der Kultur der Frühaufklärung dargestellt (Abschnitt 3). Nach einigen kursorischen Betrachtungen zum 19. Jahrhundert (Abschnitt 4) geht der letzte Abschnitt auf die jüngste ›Zimtwelle‹ rund um die Frage einer möglichen ›adjuvanten‹ Diabetes-Therapie ein (Abschnitt 5).

1. Zimtarten und -sorten – Zimt in Antike und Mittelalter

Zimt gilt als das älteste, und es ist unser einziges Gewürz, das von einer Rinde stammt. Bei *Cinnamomi zeylanici cortex* handelt es sich um die vom äußeren Kork und der Außenrinde befreite, getrocknete Rinde von daumendicken Zweigen des immergrünen, auf Sri Lanka (Ceylon) heimischen, in Gebirgswäldern wachsenden und in ganz Südostasien verbreiteten Zimtbaumes *Cinnamomum verum J. S. PRESL* (synonym: Cinnamomum ceylanicum BLUME) aus der Familie der Lorbeergewächse (Lauraceae). Dies ist der offizinelle Zimt.

Caneel bezeichnet die qualitativ feinste Zimtsorte: Ceylon-Zimt, der in der westlichen Welt wegen seines weniger strengen Geschmacks vorgezogen wird, ist äußerlich dadurch unterscheidbar, dass er im Gegensatz zum billigeren Chinazimt beidseitig eingerollt ist.

Bis zum 16. Jahrhundert stand vor allem Zimt aus China zur Verfügung: Zimtkassia, die Rinde vom Chinazimtbaum *Cinnamomum aromaticum NEES*, in Südchina und Burma beheimatet. Heute gilt dieser als Verfälschung des offizinellen Ceylonzimts. Diese Droge wurde auch als ›Mutterzimt‹ bezeichnet (*Cassia lignea*), da ihr besonders häufig eine Wirkung auf die Gebärmutter zugesprochen wurde.

Ebenfalls aus der Familie der Lorbeergewächse stammt der Kampferbaum, *Cinnamomum camphora (L.) Sieb.* Aus dessen Holz wird durch Wasserdampfdestillation das ätherische Öl gewonnen, wobei Kampfer ein ätherisches Öl fester Form darstellt.

Bei Zimtsafran handelt es sich hingegen um eine aus dem Mittelalter bekannte Safransorte von kastanienbrauner Farbe.[7]

In vorchristlicher Zeit wurde Zimt über die Seiden- und Gewürzstraßen Innerasiens verbreitet. Händler segelten von Java nach Sansi-

7 Ploss erwähnt diesen Zimtsafran unter den färbenden Safransorten. Emil Ernst Ploss: Ein Buch von alten Farben. Heidelberg 1962. S. 62.

bar und Madagaskar, arabische Händler brachten ihn in den Norden Afrikas und von dort weiter nach Europa. Dioskurides kennt sieben Sorten Kinnamomum und fünf Sorten Kassia. Er charakterisiert sie als »scharf und beißend auf der Zunge«[8] und spricht beiden zahlreiche positive Eigenschaften zu[9]: »Es wird auch unter die Zunge gelegt zum Wohlgeruch des Mundes und zwischen die Kleider, denn diese schützt es vor Mottenfraß und macht sie wohlriechend«.[10]

Der Name Cinnamomum beruht auf den aus dem Griechischen stammenden Teilworten für ›Zusammenrollen‹ und ›ohne Tadel‹, bezeichnet also ein zusammengerolltes, tadelloses Gewürz. Flückiger erwähnt bezüglich des Namens »das bei den Phöniziern und Hebräern gebrauchte Wort Kinnamom für Holz und süß«.[11]

Plinius verwendet die Bezeichnung ›cinnamomum‹, daraus wurde über das mittelhochdeutsche ›cinment‹ und ›zimmet‹ Zimt. Die seit dem Mittelalter ›canelle‹ genannten getrockneten Rinden, die sich zu Rollen einzogen, gingen auf den Namen Caneel für Zimt über.

Ob sich alle Belege bei Dioskurides auf den heutigen Zimt beziehen, bleibt fraglich. Noch im 13. Jahrhundert lokalisiert die Lüneburger Ebstorf-Karte das Vorkommen des Zimts nur in Arabien.[12] Um 1262 erwähnt der arabische Geograph Kazwini Indien und China als Zimtländer und zudem eine Insel namens »Serendib«, deren Name in der Literatur häufig, aber zu Unrecht, mit Ceylon identifiziert wird – nicht

8 Pedanius Dioscurides aus Anazarba: Fünf Bücher über die Heilkunde. Übs. v. Max Aufmesser. Hildesheim 2002. S. 30. Vgl. Wolfgang Schneider: Lexikon zur Arzneimittelgeschichte. Bd. 5/3, Frankfurt/M. 1974. S. 306 f.

9 Kassia galt als erwärmend, harntreibend und wurde gegen Otternbiss, als Sitzbad und zu Dampfbädern gegen Frauenleiden, Kinnamomum zusätzlich auch zur Förderung der Verdauung und als Honigpaste gegen Sommersprossen angewendet.

10 Nach Paul Faure: Magie der Düfte. München 1993. S. 285. Faure hält es allerdings für wahrscheinlich, dass die griechischen Autoren meist nicht von Zimt sprachen, wenn sie diese Bezeichnungen benutzten.

11 Nach Gerhard Madaus: Lehrbuch der biologischen Heilmittel. Bd 2. Leipzig 1938 (Reprint Hildesheim 1976). S. 998.

12 Dabei sind vermutlich nur die Bezugspunkte für die Handelsware gemeint. Vgl. Walter Göpfert: Drogen auf alten Landkarten. Diss. Math.-Nat. Düsseldorf 1985. Bd. 2. S. 787.

zuletzt, weil auch Horace Whalepole, der Erfinder der »Serendipity«,[13] diese Identifikation vornimmt. Für Göpfert war Ibn Batuta, ein arabischer Weltreisender, der Erste, der »gesicherte Nachrichten über das Vorkommen von Zimt auf Ceylon in den Westen brachte.«[14]

Im Mittelalter wurde die kostbare Spezerei selten. Dennoch finden sich Hinweise in wichtigen Texten, so beispielsweise im ›Circa instans‹ und bei Hildegard von Bingen. Hildegard rühmt die starken Heilkräfte des ›sehr warmen‹ Zimts; er hilft z. B. gegen Benommenheit im Kopf. Noch heute kursieren Rezepte für »Nervenkekse« nach Hildegard, für die sich tatsächlich eine Urfassung in einer Hildegardhandschrift auffinden ließ. Diese »Tortelli« wurden auf Mehl- oder Semmelmehlbasis hergestellt und enthielten neben Zimt noch Muskatnuss und Nelken.[15]

2. Ceylonzimt als Handels- und Apothekenware sowie als Arzneimittel in der Frühen Neuzeit

Zimt gehörte in der Frühen Neuzeit zu den bedeutenden Handelswaren und wurde neben anderen Gewürzen etwa in Lissabon und Venedig gehandelt: Der in Nürnberg lebende Rechenmeister Lorenz Meder erwähnte 1558 Zimt aus Venedig: »Zimat [...] per Venedig«. In seinem »Handel-Buch« vermerkte er, dass der Zimt, »wie er ist« in Lissabon verkauft werde, so dass ein »langer« und »kurzer« Zimt (lange und kurze Zimtstangen) zusammen gehandelt würden, wobei der lange Zimt als der wertvollere galt.[16]

Arzneitaxen unterschieden Cassiarinde und Zimtrinde. So waren bereits in der Apotheke Lüneburg 1475 »Cassia lignea« und »Cinnamomus« vorrätig. Die Taxe Annaberg 1563 nennt »Cinamomi« und »Cassiae ligneae«. Beide Sorten wurden sogar gemeinsam in Arzneien verarbeitet, wie zum Beispiel in den »Species Diacinnamomi«, einer

13 Vgl. Robert K. Merton: The travels and adventures of serendipity. A study in sociological semantics and the sociology of science. Princeton 2004. S. 1–21.

14 Vgl. Göpfert [wie Anm. 12], 791.

15 Ilka Bührmann / Dörte Wanglin: Wahlpflichtfacharbeit Pharmaziegeschichte WS 07/08: »Nervenkekse« von Hildegard von Bingen; URL: http://pharmgesch.homeip.net/fileadmin/Dokumente/Nervenkekse_Hildergard_von_Bingen.pdf (Zugriff 12.11.2008)

16 Lorenz Meder: Handel Buch. Nürnberg 1558. S. X^{v}.

mittelalterlichen Vorschrift, die Valerius Cordus in sein Dispensatorium aufnahm.[17]

Seit Beginn des 16. Jahrhunderts brachten die Portugiesen das Gewürz aus Ceylon (Ceilão) nach Europa. Adam Lonicer betrachtete nur den Ceylonzimt als den rechten: »Die rechte Zimmetrinden ist zum zeiten Galeni gar nit zu bekommen gewesen / dann nur allein bey den Keysern / welche auß Arabia mit grossem unkosten zu wegen gebracht / und under jren fürnemen Schätzen verwaret und auffgehaben«.[18]

War im sechzehnten Jahrhundert von Zimt die Rede, so konnte die Rinde beider Stammpflanzen in Frage kommen.[19] Lorenz Fries nennt in seinem 1519 in Straßburg erschienenen Lehr- und Wörterbuch im Kapitel »Cinamomum zimit: In latin Cinamomum oder Canella / Kriechisch Cinamomum Tütsch zimit oder zimmitror genant« und führt weitere Namen wie Darsen, Zimit, Canella, Kinech auf.[20]

Walter Ryff beschreibt in seinem ›Confect Büchlein und Hausapotheke‹ 1544: »Cortex Cinamomi, Zimmet rör, der geschlecht seindt mancherley, aber die zärtesten rörlin seindt am scherpffsten, derhalben sol er außgebissen werden«[21]. Daneben erwähnt er auch »Cassie oder

17 Valerius Cordus: Pharmacorum omnium [...]. Nürnberg 1546. Faksimile. Mittenwald 1934.

18 Lonicer [wie Anm. 6], fol. 298 b. Die Erwähnung von »Arabia« verweist auf die Handelswege, nicht auf das Vorkommen.

19 Später wurden die Drogen nicht unterschieden. Nach Schneider [wie Anm. 8], 307.

20 Lorenz Fries: Synonyma und gerecht ußlegung der wörter so man dan in der artzny [...]. Straßburg 1519. fol. XXr.

21 Walter Hermann Ryff: Confect Büchlin und Hausz Apoteck. Frankfurt 1544. fol. cij r. Die Charakterisierung als ›ausgebissen‹ kann im Sinne von entschärft verstanden werden. Die Bezeichnung wird verwendet, ohne dass gesagt wird, wie »ausgebissen« wurde. Weder in den Fachschriften der Apotheker noch in relevanten Nachschlagewerken konnte bisher etwas darüber ermittelt werden. Eine Möglichkeit wäre, dass »ausbeißen« im Sinn von »ausbeizen« auf das Beizen in einer Flüssigkeit hinweist. Siehe dazu Kaspar Stieler: Der teutschen Sprache Stammbaum und Fortwachs. Nürnberg 1691. Reprint München 1968, Sp. 131 (»ausbeizen«). – »Ausgebissener« Zimt wäre danach durch Einlegen in einer Flüssigkeit eine in ihrer Schärfe gemilderte Ware. Vielleicht aber hat die Charakterisierung etwas mit der Gewinnung oder der Handelsware zu tun.

Cassiae lignee: Diese hitzige rinden sollen unser scharpff außgebissen Zimmet warhafftig sein«.[22]

Das ›Kölner Dispensarium‹ von 1565 kennt »Cinnamomum esto canella tenuißima, subtilißima [...] sapore acri [...]«[23], zarte feinste Röhrchen, von scharfem Geschmack.

Kräuterbücher und medizinische Fachschriften der Frühen Neuzeit kennzeichnen die Eigenschaft von Zimt als warm und trocken im dritten Grad.[24] Die Charakterisierung als warm und trocken verweist auf die als Humoralpathologie oder auch als Säftelehre bekannte Therapiebasis, die die Medizin der Spätantike bis in die Frühe Neuzeit prägte. Den Drogen der drei Naturreiche wurden die Primärqualitäten warm, kalt, feucht und trocken beigegeben.[25] Dabei ging es nicht vorrangig um die Beschaffenheit der Droge, sondern um deren Wirkung auf den menschlichen Körper. Zimt hatte die Eigenschaften ›warm im dritten Grad‹ und ›trocken im dritten Grad‹, d.h. Zimt sollte wärmend und trocknend sein, der dritte Grad bedeutete dabei eine kräftige Wirkung. Damit ähnelte die Rinde den Gewürznelken und dem Ingwer. Zum Vergleich: Muskat galt als im zweiten Grad warm, d.h. er sollte von gerade eben wahrnehmbarem Einfluss sein. Auch vor diesem Hintergrund sind frühere Anwendungen zu betrachten, etwa wenn Johannes Wittich 1606 empfiehlt: »Das edle Canel oder Zimetwasser zu allen Kranckheiten / so von Kälte kommen / die weil es den kalten schleim und feuchtigkeiten / so in dem Gehirn und Magen versamlet / düne machet / digeriret und verzeret«.[26]

22 Walter Hermann Ryff: Warhafftige, künstliche gerechte underweisung unnd anzeygung, alle Latwergen, Confect. [...]. Straßburg 1542. fol. XXXIII.

23 Georg Edmund Dann (Hrsg.): Das Kölner Dispensatorium von 1565. (Veröffentlichungen der Internationalen Gesellschaft für Geschichte der Pharmazie e.V. N. F. Band 35). Stuttgart 1969. Teil II, Text (Faksimile). fol. 45 b.

24 »ist warm und trucken im dritten grad«. Johann Dryander: Artzenei Spiegel [...]. Frankfurt a.M. 1557. fol. 37^{v}.

25 Das Liber graduum des Constantinus Africanus aus der zweiten Hälfte des 11. Jahrhunderts führt schon bei den Drogen die Intensitätsgrade 1–4 auf. Ausschlaggebend für die Charakterisierung von Arzneidrogen wurde das Circa instans, die Materia Medica aus der Medizinschule von Salerno aus dem zweiten Drittel des 12. Jahrhunderts.

26 Johann Wittich: Arcula Itineraria, Das ist: Reyse-Kästlein / für allerhand zukünfftigen Kranckheiten [...]. Leipzig 1606. S. 24–25.

Im 17. Jahrhundert war die Rinde erstmals Gegenstand einer Drogenmonographie, der weitere folgten (s. u.). Der Verfasser, Johann Philipp Hochstetter, gibt einen detaillierten Einblick in das Wissen des 17. Jahrhunderts. Seine Vorfahren stammten aus einer Kaufmannsfamilie in Augsburg, deren Nachfahren wie er Ärzte oder auch Apotheker im Raum Nördlingen, Weißenburg und Rothenburg waren. 1670 promovierte Hochstetter in Jena mit seiner Schrift über den Zimt ›De Cinnamomo‹.[27] Das Werk fasst im Wesentlichen das hier Dargelegte zusammen. Es sei allein darauf aufmerksam gemacht, dass Hochstetter die Präparate nach Zubereitungsformen einteilt. Unter den flüssigen Zimtarzneien nennt er an erster Stelle das Zimtwasser, was auf dessen zentrale Bedeutung in der Therapie hinweist. Des Weiteren ist dem Buch zu entnehmen, dass Zimt Eingang in die chemiatrischen Zubereitungsformen Tinktur und Elixier erhalten hatte.

Teile der Küstenregion Ceylons gehörten seit dem frühen 16. Jahrhundert zu Portugal. In den 1650er Jahren wurde diese zum Besitz der Oranier und war wichtiges Terrain der (niederländischen) »Vereinigten Ostindien-Kompanie«. Die systematische Kultur von Nutzpflanzen begann in dieser Zeit. Allerdings ließ sich der Zimtbaum nur schwer kultivieren.[28] Nachdem Ceylon um 1800[29] unter englischen Einfluss gelangt war, hatte England (bzw. die East India Company) ein Handelsmonopol mit Ceylon-Zimt. Cassia- und Ceylonzimt blieben offizinell.[30] Friedrich Hoffmann erwähnt in seiner »Clavis pharmaceutica«, dass Zimt aus Malabar, Java, den Molukkischen Inseln und Ceylon

27 Johann Philipp Hochstetter: Dissertatio de cinnamomo. Jena 1670; Hochstetter wird erwähnt in Jöcher, Christian Gottlieb: Allgemeines Gelehrtenlexikon, Bd. 2, (1750); zit. n.: DBA 1, Fiche 0545. S. 423.

28 Der Baum vermehrte sich durch Samen, welche die Krähen verbreiteten, und durch Schösslinge, die nach dem Abhauen der abgeernteten Hölzer wuchsen. Vgl. J. Christoph Wolf: Nachricht von einigen Naturprodukten der Insel Ceylon. In: Magazin für das Neueste aus der Physik und Naturgeschichte 3, 4. St. (1786), 65–76, hier 66f.

29 Die britische Herrschaft begann 1796, 1803 erhielt Ceylon den Status einer Kronkolonie. Vgl. Michael Mann: Geschichte Indiens. Vom 18. bis zum 21. Jahrhundert. Paderborn 2005.

30 Um 1780 wurden grob drei Arten, »Laurus Cinnamomum«, »Laurus Cassia« und »Laurus Malabathrum« unterschieden. Vgl. Schneider [wie Anm. 8], 309.

komme und rühmt vor allem seine wärmenden und giftwidrigen Eigenschaften.[31]

Zimt wurde wie alle Gewürze aufgrund des Preises wahrscheinlich überwiegend von den oberen Bevölkerungsschichten und dem Adel verzehrt. Welche Zimtpräparate an einem Fürstenhof des 16. und 17. Jahrhunderts verwendet wurden, soll im Folgenden kurz erläutert werden, wobei die Informationen dazu aus dem laufenden Forschungsprojekt »Arznei und Konfekt – Medikale Kultur am Wolfenbütteler Hof 1560–1714« stammen. Hauptquelle des Projekts bildet der umfangreiche Aktenbestand der Wolfenbütteler Hofapotheke in den ersten 150 Jahren ihres Bestehens. Neben Apothekenrechnungen verzeichnen die Quellen häufig die Empfängerinnen und Empfänger der Arzneimittel. Gelegentlich finden sich Hinweise auf die verordnenden Ärzte oder aber auf eindeutige ›Selbstmedikation‹. Auch hier kann man zunächst einiges über die Benennung der Droge erfahren. So ist meist von ›Cinnamomum‹, vereinzelt aber auch von ›Canell‹ die Rede, sodann wurde Zimt noch unter den Benennungen »electi« und »acerrimi Cinamomi« verordnet und abgegeben. In den Rechnungen sind Indikationen bei den Präparaten nur ausnahmsweise mit notiert worden. Dennoch kann davon ausgegangen werden, dass entsprechend den bekannten Eigenschaften, die u.a. in Kräuter- und Arzneibüchern der Zeit vermittelt wurden, Zimt etwa von den Herzoginnen als Gynäkologikum genutzt wurde; mit »Wasser getruncken / treibets auß die ander Geburt / und bringet den Frauwen jr feuchtigkeit.«[32] Als wichtigste Zimt-Zubereitungen, die am Wolfenbütteler Hof Verwendung fanden, konnten Wasser, Wein, Balsam, Öl, Konfekt identifiziert werden.

Zimtwasser war unter Ärzten und Apothekern hoch geschätzt. Für Johann Wittich (1537–1598), den Hof- und Stadtmedicus der Grafen von Schwartzburg in Arnstadt, gehörte »Canel oder Zimmetwasser zu den distillirten köstlichen und kreffigten« Wässern.[33] Valerius Cordus verwendete Zimtwasser in seiner ›Aqua Cinnamomi contra

31 Friedrich Hoffmann: Clavis pharmaceutica Schroederiana [...]. Editio Secunda multis in Locis Correctior [...]. Halle 1687. S. 442f.

32 Lonicer [wie Anm. 6].

33 Johann Wittich [wie Anm. 26], 23.

Epilepsiam‹ als Basis.[34] Am Wolfenbütteler Hof stieg der Absatz von Zimtpräparaten deutlich in Pestzeiten. Dies verweist auf die dem Zimt zugeschriebene fäulniswidrige Wirkung. Als die Hofmeisterin über Koliken klagte, wurde ihr ein »Caneillwasser zum Kulcke«[35] geliefert, hier kam die spasmolytische Eigenschaft des Zimts zur Wirkung. Die Zimtwasserrezepte in den Fachschriften der Apotheker basierten durchaus auch auf Branntwein; längst nicht immer handelt es sich bei Zimtwasser um eine Aqua-Simplex-Rezeptur.[36]

Zimt wurde häufig mit Wein getrunken und galt dann als Arznei, beispielsweise gegen Blähungen, sowie als harn- und menstruationstreibend;[37] die ›wärmende‹ Eigenschaft des Weins verstärkte so diejenige des Zimts.

Zimtbalsam wurde als belebendes Mittel geschätzt; bei Ohnmachten galt er als etwas Besonderes. In einer Werbeschrift für allerlei Balsame wird er an erster Stelle gerühmt: »[Er] dienet zu allerley Mängel des Häupts / so von Kälte kommet / an den Schlaff und unter die Nasen gestrichen / blöde Gesicht / Ohnmacht und für das Hertz-

34 Als wirksamer Bestandteil waren in diesem Wasser die Wurzel und die Samen der Pfingstrose (Paeonia var.) enthalten. Pfingstrosenwurzel und Samen wurden schon in der Antike gegen Epilepsie verwendet. Nach Schneider [wie Anm. 8], 12, dient bei Hieronymus Bock das Destillat u.a. gegen Epilepsie der Kinder.

35 »[…] der Hoffmeisterin Ein Canneillwasser Zum Kulcke.« Niedersächsisches Staatsarchiv Wolfenbüttel 1 Alt 25 Nr. 115, fol. 150^{v}. (Kulcke = Kolik).

36 Für das Olitätenwesen im Thüringer Wald wurde das von Sabine Bernschneider-Reif vorerst angenommen: Sabine Bernschneider-Reif: Laboranten, Destillatores, Balsamträger. Das laienpharmazeutische Olitätenwesen im Thüringer Wald vom 17. bis zum 19. Jahrhundert. Frankfurt/M. 2001 (Pharmaziehistorische Forschungen 3). S. 223. Vgl. auch Astrid Müller-Grzenda: Pflanzenwässer und gebrannter Wein als Arzneimittel zu Beginn der Neuzeit: Herstellungsverfahren, Hersteller und Handel, Beschaffenheit und Bedeutung für die Materia medica. Stuttgart 1996. Ein Beispiel für ein destilliertes Wasser: »Zimmetwasser« mit Rosenwasser und Weißwein als Basis, das Destillat ergibt eine milchige Flüssigkeit, was durch das ätherische Öl verursacht ist. Pietro Andrea Matthioli (Hrsg. Joachim Camerarius): Kreutterbuch. Frankfurt 1626, fol. 12 b.

37 Matthioli empfiehlt u.a.: »Zimmetrinden eines quentlen schwer mit warmem wein getruncken / zertheilt die groben Bläste und Winde / fürdert der harn / und der Frawen zeit / […] Hilfft dem erkalten Magen … und Hirn. […] ein edel Gewürtz / …« Matthioli [wie Anm. 36], fol. 12 b.

zittern«.[38] Der Balsam belegte gewöhnlich ein Fächlein der kostbaren Pomander – das waren kugelförmige Gebilde aus edlem Material, zum Beispiel aus Silber – die mit aromatischen salbenartigen Zubereitungen gefüllt waren. Sie wurden wie Schmuck getragen und dienten als kräftiges Duftmittel zur ständigen Abwehr von Krankheiten, vornehmlich aber zur Abwehr der Pest in Seuchenzeiten.

Zimtöl war ein gern verwendeter Zusatz in den »Manus Christi« benannten Pastillen aus Zucker und Rosenwasser. Diese nutzte man als Kräftigungsmittel, das sich durch die Zugabe von Zimtöl in seiner Kraft noch ›verstärken‹ ließ.

Auch in den Reiseapotheken durften Zimtzubereitungen nicht fehlen. Dies unterstreicht die Bedeutung, die die Droge in der Frühen Neuzeit als Lebensbewahrer für Notfälle bekommen hatte: Zimt gehörte zu den sechs »unvormeidlichen dingen / zur Gesundheit«, die man stets in einem Beutel mit sich tragen solle, denn »Cannel oder Zimmet / dienet für Ohnmacht«.[39]

Das kostbare Gewürz wurde von den Wolfenbütteler Herzögen gern als Gastgeschenk für die Verwandtschaft genommen. Zum Weihnachtsfest gab es gebackenen Zimt und für die Kinder vergoldete Zimtruten.[40]

Zimt allein besitzt eine süße Komponente im Geschmack. Im Lauf der Geschichte kam ein ständiger Begleiter hinzu: der Zucker, mit dem er eine feste Verbindung in den so genannten Confecten einging. Confecte bezeichnen im ursprünglichen (Wort-)Sinne etwas Gemachtes, also eine Zubereitung. Diese Bezeichnung wurde im Sprachgebrauch allmählich auf zuckerhaltige Zubereitungen eingeschränkt. Zimtkonfekt war also mit Zucker eingemachter Zimt. Balthasar Schnurr rät in dieser Weise ›Confect von Zimmet einzumachen‹: »Nim außgebisse-

38 Christoph Gerdes: Erklerung und Bericht, von etlichen köstlichen Balsam, wie dieselben in Nothfall wider mancherley Kranckheiten [...]. Lübeck [s.a.: Anfang 17. Jahrhundert.]

39 Johannes Wittich: Praeservator Sanitatis [...]. Ein Nützlicher Bericht / Von den Sechß unvormeidlichen dingen / zur Gesundheit. Leipzig 1606, S. 31. Den »schwangern Weibern / so in Kindsnöthen in ohnmacht geraten«, halfen unterwegs einige Tropfen Zimtöl, um sie und das Ungeborne vor Schlimmerem zu bewahren. Wittich [wie Anm. 26], 18.

40 »Alß die Churf [...] Illustrissimae Fraw Schwester ankommen in ein groß becken mit 9 fachenn In 1 fach 3 Ruhten Cinamom. artif. Vergüldet.« Niedersächsisches Staatsarchiv Wolfenbüttel Alt 25 Nr. 117, fol. 22^{r}.

nen zimmet 1 loht / zucker 7 loht / sied den zucker mit Rosenwasser wie du weist / und so er gesotten ist / rühre zu letzt den zimmet darein / unnd mach Zeltlein darauß«.[41] Hier haben wir ein Beispiel dafür, wie fließend die Grenzen zwischen Genuss- und Arzneimittel bei den zuckerhaltigen Zubereitungen waren.

Welche Lebenskraft dieser alten Arzneipflanze zugeschrieben wurde, macht der Titel einer Leichenpredigt von 1630 deutlich: »Geistlich unnd köstlicher Zimmet / aller im Creutz gepressten und abgematten Christen von welcher sie newe Kräfften überkommen mögen.«[42]

Matthioli formuliert gar: »Miror quod moritur homo, qui utitur cinnamomo.« Ich wundere mich, dass der Mensch stirbt, der Zimt verwendet hat.[43]

3. Zimt im achtzehnten Jahrhundert: Ein Dufthauch aus dem Paradies

Der Handel mit Waren aus den Kolonien stellte für die europäischen Staaten des 18. Jahrhunderts einen bedeutenden Wirtschaftsfaktor dar. Aus diesem Motiv heraus wurden Kriege geführt, Menschen versklavt und Monopole errichtet. Staaten, die keine nennenswerten Kolonien und keine bedeutenden Handelsgesellschaften besaßen, neigten zu Maßnahmen, die den Außenhandel – besonders den überseeischen – beschränkten und ihre eigene Abhängigkeit von ihm verringerten. So ist es zu verstehen, dass gerade in den deutschen Territorialstaaten des 18. Jahrhunderts Elemente kameralistischer und merkantilistischer

41 Balthasar Schnurr: Kunst und Wunderbüchlein […]. Frankfurt 1631. S. 17. Bei diesem Werk handelt es sich um einen typischen Vertreter der »Hausväterliteratur«. Die Herzog August Bibliothek verfügt über einen umfangreichen Bestand an Büchern dieser Gattung, von denen einige deutliche Gebrauchsspuren tragen. Auch über eine Wirkung als Aphrodisiakum des zu Speisen hinzugefügten Zimts wusste man zu berichten: »mehret auch den samen und mannskrafft Derhalben wol zu würtzunge zugebrauchen«. Philipp Michael Novenianus: Ein schöne vorordenung und Regiment / aus grund der Ertzney die gesundtheit des menschen zuerhalten […]. Leipzig 1537, fol. 64–65ʳ.

42 Johann Georg Rüd: Cinnamomum Christianorum sub crucis onere praestantissimum, Das ist: Geistlich unnd köstlicher Zimmet / aller im Creutz gepressten und abgematten Christen von welcher sie newe Kräfften überkommen mögen […]. Nürnberg 1630.

43 Matthioli [wie Anm. 36], fol. 12 b.

Politik vorherrschten. Die Suche nach Ersatz für Arzneimittel aus Übersee wurde häufig von den Territorialregierungen unterstützt, so etwa für die enorm wichtige, aber teure und oft knappe Chinarinde.[44] Während Chinarinde allerdings ein recht gut definiertes Indikationsgebiet besaß – fieberhafte Zustände aller Art – nahm der Zimt aus der Frühen Neuzeit das breite Indikationenspektrum mit. Auch als Gewürz blieb er beliebt.

Anfang des 18. Jahrhunderts weckte der Zimt fast zeitgleich das Interesse zweier deutscher Medizinprofessoren: Georg Wolfgang Wedel (1645–1721)[45], und Jacob Vallan (1637–1720)[46]. Eine erste Dissertation erschien 1707 in Jena,[47] eine zweite 1709.[48] Wer die Autoren waren – die beiden Doktoranden Georg Christian Titus und Ludwig Göller oder ihre Professoren – ist nicht klar. Da die Arbeit von Göller die Ergebnisse von Wedels Arbeit zusammenfasst, wird hier nur auf die spätere Dissertation eingegangen.

Der Autor berichtet nicht nur über die für die Medizin interessanten Aspekte, sondern bemüht sich auch um eine möglichst genaue naturhistorische Beschreibung: So listet er die in der damaligen Literatur verwendeten Namen der verschiedenen Zimt-Pflanzen auf, diskutiert die Wortherkunft dieser Namen und die geografische Zuordnung der verschiedenen Arten, ihre botanischen Unterscheidungsmerkmale, die Verwendung der einzelnen Pflanzenteile und schließlich auch deren arzneiliche Eigenschaften.

Hauptsächlich interessiert er sich für die ceylonesischen Zimtarten. Zwar erwähnt er auch den malabarischen Zimt, doch der chinesische

44 Vgl. z. B. Jacob Friedrich Ehrhard: Medicinische, botanische und ökonomische Bemerkungen. In: Neues Magazin für Aerzte, 6. 1. St. (1784), 41–51.

45 Ab 1672 Professor der Medizin in Jena, ab 1683 sächsisch fürstlicher Leibarzt. Vgl. DBA Teil 1, Fiche 1292. S. 129; Fiche 1338. S. 318–331, Teil 2, Fiche 1373. S. 310, 311, 314; auf http://db.saur.de/WBIS/welcome.jsf (20.11.2008).

46 Medizinprofessor in Utrecht; vgl. Biografisch Archief van de Benelux (BAB), Teil 1 Fiche 0687. S. 306–309, Christoph Ludwig Göller: 1685 – nach 1709; promovierte in Utrecht und kehrte dann in seine Heimatstadt Regensburg zurück, wo er als praktischer Arzt wirkte und jung starb. Vgl. DBA 1, Fiche 401. S. 207, auf http://db.saur.de/WBIS/welcome.jsf (20.11.2008).

47 Georg Christian Titius: Dissertatio Medica Inauguralis De Cinnamomo. Sub praesidio Georgii Wolfgangi Wedelii. Jena 1707.

48 Christoph Ludwig Göller: Disputatio medica inauguralis de Cinnamomo. quam, praeside deo ter opt. Max. Jacobi Vallan, [...]. Utrecht 1709.

Zimt spielt keine eigene Rolle. Von historischem Interesse ist, dass diese Schrift die damaligen einheimischen Namen für die Zimtpflanzen auf Ceylon dokumentiert. Göller unterscheidet nach der ihm vorliegenden Literatur neun verschiedene Zimtarten, die jeweils den Ausdruck »Kurunde« sowie ein Adjektiv enthalten. Der Art »Rasse Kurunde« entspricht dabei wohl nach heutigen Begriffen Cinnamomum zeylanicum. Göller übersetzt diesen Ausdruck mit »canella dulcissima«. Nach seinem Zeugnis produzierten die verschiedenen Arten Zimt unterschiedlicher Qualität und wurden beispielsweise danach unterschieden, ob sich die Rinde aufrollen ließ, ob sie eher dick oder eher zart war, ob sie den typischen Zimtgeschmack hatte, ob sie beim Kauen einen schleimigen Anteil freisetzte oder einen zusammenziehenden Eindruck hinterließ.

Göller berichtet auch über »Trommel-Caneel« – aus dessen Holz Trommeln hergestellt wurden – und über eine Zimtart, die nur Blüten treibt, aber angeblich keine Früchte produziert. – Neben den Cinnamomum-Arten kennt Göller Cassia-Arten, die er mit dem malabarischen Zimt gleichsetzt. Der Kampferbaum (*arbor camphorifera*) gehört seiner Meinung nach ebenfalls zu den Zimtarten.

Wie das Beispiel »Trommel-Caneel« zeigt, interessiert sich Göller auch für die landwirtschaftlichen und ökonomischen Aspekte des Zimtanbaus, so etwa für die Technik des Erntens und die Verwendung der einzelnen Teile der Zimtbäume. Nach seinen Berichten verwendeten die Einheimischen von einer Pflanze möglichst alle Teile: Was nicht als Arznei taugte, wurde zum Herstellen von Gegenständen des täglichen Gebrauchs verwendet.

Die arzneilichen Wirkungen differenziert Göller dann aber nicht nach den einzelnen Arten. Ein solcher Bruch in der Argumentation ist nicht untypisch für eine medizinische Dissertation des 18. Jahrhunderts, die zunächst einmal die Gewandtheit des Autors im Umgang mit der lateinischen Sprache belegen und vor allem einen Literaturüberblick über ein bestimmtes Thema geben sollte, also oft nicht mehr als das Ergebnis einer literarischen Kompilation war.

Die Liste der arzneilichen Wirkungen erinnert an die traditioneller Wundertraktate. Auch dies ist durchaus typisch für eine Promotionsschrift jener Zeit.[49] Die Aufzählung der Wirkungen folgt allerdings

49 Vgl. Bettina Wahrig-Schmidt: Arkana, Panazeen und Privilegien. Hierarchien der Wissenden und Hierarchien des Wissens. In: Das Geheimnis am Beginn

nicht mehr der für Wundertraktate üblichen Reihenfolge von Kopf bis Fuß, sondern setzt die wichtigste Wirkung vorne an. Im einzelnen ist für Göller der Zimt ein

> »(1) Cardiacum præstantissimum, in Lipothymia[50], syncope, spirituumque defectu commendatissimum, [...].
> (2) Stomachicum insignissimum, ventriculi enim imbecillitatem roborat, [...].
> (3) Est Carminativum egregium, [...]
> (4) Uterinum & Emmenagogum excellentissmum [...],
> (5) Cephalicum & Nervinum primarium.«
> (6)–(8): Ferner hilft es bei Augen- und Ohrenkrankheiten und gegen Schnupfen.
> (9) wird seine Wirkung auf die Atemwege gelobt: »Thoracicum est summum« und außerdem:
> (10)-(11) wird es als Alexipharmakon und Anthelminticum empfohlen.

Die Wirkung auf das Herz steht am Anfang, weil ihr der Autor das größte Gewicht beimisst: Allgemein wurden Aromatica belebende Wirkungen zugeschrieben, da sie – wie oben ausgeführt – als warm und trocken galten. Das Herz wiederum wurde traditionell – auch und gerade, nachdem es Harvey als zentrales Movens des Blutes etabliert hatte – als privilegiertes Organ des Lebens schlechthin angesehen.[51] In Göllers Text wird nun eine Verbindung zwischen dem Zimt und dem Herzen etabliert, die viele Verästelungen hat. Göller hält den Zimt für das feinste und hochwertigste unter den Aromatica (Ätherisch-Öl-Drogen). Die Muskatnuss und die Gewürznelken – die als Aromatica ebenfalls belebend wirken sollten – dulde, so weiß Göller zu berichten, der Zimtbaum nicht neben sich, so dass diese Pflanzen in seiner Nähe nicht gediehen. Das Klima Ceylons und die vielen duftenden Pflanzen bringen den Autor sogar dazu, die Insel als Inbegriff des Paradieses zu loben, und den Zimtbaum wiederum als die ideale und alles zusammenfassende Verkörperung des paradiesischen Charakters dieser Insel anzusehen:

der europäischen Moderne. Hrsg. von Gisela Engel et al. (Zeitsprünge. Forschungen zur Frühen Neuzeit, 6), Frankfurt/Main 2002. S. 466–480.

50 = Ohnmacht. S. Eintrag »Ohnmacht«. In: Zedler, Heinrich (Hrsg.): Großes vollständiges Universal-Lexikon aller Wissenschaften und Künste, Bd. 25, Leipzig und Halle 1740. Sp. 991–1010.

51 Ole Martin Høystad: Kulturgeschichte des Herzens. Von der Antike bis zur Gegenwart. Köln 2006.

»So luxuriös diese Insel ist, indem sie den Zimtbaum hervorbringt, so mühsam und spärlich bringt sie dagegen die Nelkengewächse und die Muskatnuss hervor, so als ob der vornehmste Duft die weniger vornehmen, so sehr sie auch an sich zu loben sind, neben sich nicht dulden möchte.«[52]

Doch zurück zur Symbolik: In vielen Kulturen – so auch in der christlichen, sich auf antike Vorbilder berufenden Tradition – gilt das Herz als Lebensprinzip des Körpers.[53] Bei einigen griechischen Autoren ist es der Sitz des Lebens, der Emotionen und des Muts.[54] Als eines der unpaarigen Organe wurde ihm (in Konkurrenz mit Magen, Leber und Gehirn) häufig die Rolle des ›unbewegten Bewegers‹ zugeschrieben, so etwa durch Aristoteles. Ausdrücke wie »im Herzen behalten« oder auch die Verbindung zwischen Liebe und Herz sind auch heute noch tief in der jüdisch-christlich-islamischen Welt verwurzelt.[55] Die symbolische Nähe von Herrschaft, Innerlichkeit und Göttlichkeit ist nicht nur in der frühneuzeitlichen Gnostik, beispielsweise bei Robert Fludd, zu finden, sondern auch in den späteren Erklärungen von Körperfunktionen nach William Harvey (1628). Gerade in der frühen Zeit nach Durchsetzung der Theorie des Blutkreislaufs überlappten sich alte und neue Metaphern für das Herz. Eine der älteren Metaphern war das Zweistromland, dessen Flüsse mit den beiden hauptsächlichen Zuflüssen des Herzens identifiziert wurden.[56] Das Zweistromland wiederum hat metaphorische Beziehungen zum Paradies. Ceylon, als eine weit entfernt gelegene, exotische Insel mit wunderbaren, seltenen

52 »Quam luxuriosa vero hæc Insula est in producenda arbore cinnamomi, tam operosa è contra & parce profert Caryophyllos & Nocem Moschatam, quasi nobilissimum hoc aroma ignobiliora respective, quanquam per se satis laudanda, juxta se pati nollet.« Göller [wie Anm. 48], 16.

53 Vgl. Høystad [wie Anm. 51], 16.

54 Høystad. S. 37, 53 und passim.

55 Høystad, passim; zum Islam vgl. insbesondere S. 85–103.

56 Vgl. z.B. Thomas Hobbes, der in seinem Werk über den Körper (1641/1655) das Herz als »fountain of all senses« ansieht. Thomas Hobbes: Elements of Philosophy. The First Section, Concerning Body. In: Ders. The English Works. Hrsg. v. William Molesworth. Reprint d. Ausg. 1839. London 1992. Bd. 1. S. 392. An anderer Stelle vergleicht er die beiden Hauptflüsse der Lombardei, Adige und Po, mit den Herzvenen, wodurch implizit wieder die Verbindung mit dem Paradies hergestellt wird. Zur Verschiebung des »sensorium commune« vom Herzen ins Gehirn vgl. Michael Hagner: Homo cerebralis. Der Wandel vom Seelenorgan zum Gehirn. Berlin 1997. Bes. S. 28f.

und teuren Gewächsen, war einer der (utopischen) Orte, denen immer wieder die Nähe zum Paradies zugeschrieben wurde.

Dass der Text den Effekt auf das Herz als ersten und wichtigsten nennt, unterstreicht umgekehrt die Vornehmheit und zentrale Bedeutung dieser Droge für den Arzneischatz. Zusätzlich steht im Zentrum des Abschnitts über die Zimt-Wirkung auf das Herz eine ganz besondere Störung seiner Funktion, nämlich die Ohnmacht. Ein Blick in das Kapitel »Ohnmacht« in Zedlers Lexikon von 1740 zeigt, wie wichtig dieses Thema im 18. Jahrhundert war. Der Artikel hat 19 Spalten und ist einer der längeren im Lexikon. Im Sprechen über den Schwindel und die Ohnmacht, so hat Christina von Braun festgestellt,[57] wird indirekt über die Verfassung des bürgerlichen Subjekts gesprochen: über sein Selbstgefühl, seinen Standpunkt in der Welt, über das labile Gleichgewicht zwischen Vernunft und Gefühl.[58] Und auch, da die Neigung zu Ohnmachtsanfällen besonders den Frauen zugesprochen wurde, über das Geschlechterverhältnis. Die Behandlung des Ohnmachtsanfalls war die Stabilisierung dieses Gleichgewichts. Sie konnte durch die sprichwörtlichen Riechsalze erfolgen, jedoch auch durch verschiedene Arzneizubereitungen mit Zimt: Von den insgesamt 26 von Zedler angegebenen Rezepturen enthalten immerhin elf Zimt als Simplicium oder Zimtwasser. Die privilegierte Stellung des Zimts für die Bekämpfung von Ohnmachtsanfällen begründet Göller mit dem Argument, die Droge enthalte ein flüchtiges und überall eindringendes Salz, das mit feinsten flüssigen und festen Teilchen verbunden sei.[59] Er

57 Christina von Braun: Versuch über den Schwindel. Religion, Schrift, Bild, Geschlecht. Zürich 2001. S. 38–43. Ohnmacht spielt auch eine besondere Rolle in dem durch Carl Philipp Moritz zwischen 1783 und 1793 herausgegebenen »Magazin zur Erfahrungsseelenkunde«. Beispielhaft sei die Geschichte eines Scheintodes genannt. C. F. Pockels: Beyspiel einer sonderbaren Ohnmacht. In: Magazin für Erfahrungsseelenkunde, 5, 3. Stck. 1787 (Reprint Nördlingen 1986), 205–207.

58 Bei Herder ist die »Geschichte des Herzens« ein Ausdruck für die gefühlsmäßigen Aspekte der menschlichen Geschichte: Nur die Sprache habe »eine Geschichte der Menschheit in herabgeerbten Formen des Herzens« möglich gemacht. Johann Gottfried Herder: Ideen zu einer Geschichte der Menschheit. Bd. 3 (Buch IX, Kap. II). Leipzig 1869. S. 169.

59 »Vis ejus consistit in Sale Volatili spirituosissimo, & penetrantissimo, quod viscidis & terreis dulcibus gratissimis particulis junctum est.« Göller [wie Anm. 48], 28.

stellt sich offenbar vor, dass so die Wirkstoffe selbst in die feinsten und vornehmsten Teile des menschlichen Körpers eindringen können.

Interessant ist auch die Anwendung im Bereich der Gynäkologie und Geburtshilfe. Göller sieht den Zimt als Emmenagogum, ja dieser soll sogar die Geburt beschleunigen. Seine kräftigende Wirkung bringe die Fasern der Gebärmutter dazu, sich wieder zusammenzuziehen, was sowohl bei stockender Menstruation als auch in einer schwierigen Geburt von Nutzen sei.[60]

In der zweiten Hälfte des 18. Jahrhunderts fand die Naturgeschichte des Zimts ein besonderes Interesse: Reiseberichte und die neuen botanischen Klassifikationen gaben Anstoß zu Versuchen, Licht ins Dunkel der vielen verschiedenen Zimt-Arten zu bringen. Es machte sich bemerkbar, dass die ostindische Handelskompanie ein Monopol auf Zimt besaß. Dadurch wurde besonders der ceylonesische Zimt immer knapper und teurer, wodurch die chinesischen und malabarischen Sorten stärker in die Diskussion kamen.

4. Neunzehntes Jahrhundert: Die Erfahrung lässt sich durch Systeme nicht ersetzen

Noch zu Hufelands Lebzeiten hatte sich der berühmte französische Apotheker Nicolas Louis Vauquelin (1763–1829) darum bemüht, den Geheimnissen der vielfältigen Wirkung von Zimt auf die Spur zu kommen. Im Oktober 1817 verglich er im ›Journal de Pharmacie‹ den Zimt von Ceylon und Guyana bezüglich seiner Inhaltsstoffe. Vauquelin war der erste, der auf eine bedeutende Menge von Tannin unter den Inhaltsstoffen schloss. Dieses sei jedoch an eine »matière vegeto-animale« gebunden. Das Geheimnis schien aufgelöst, aber es wurde nach dieser Analyse noch dichter, wie aus der Zusammenfassung Vauquelins hervorgeht:

> »Wenn also die Ärzte den Zimt verordnen, sei es als Puder, als Aufguss oder als alkoholische Tinktur, geben sie eine Mischung von flüchtigem Tannin-Öl, von Schleim, von Farbstoff und einer Säure.«[61]

60 Ebd. S. 29; Madaus [wie Anm. 11] gibt 1938 ein Rezept zur Auflockerung der Weichteile vor der Geburt (nach Brünner), in dem Zimt neben Hb. Millefolii, Hb. Marrubbi /Andornkraut und Hb. Pulsatillae vorkommt. Bd. 3. S. 2364.

61 »Ainsi, lorsque les médecins administrent la cannelle, soit en poudre, soit en infusion, soit en teinture alcoholique; ils donnent un mélange d'huile volatile

Mit dem Tannin-Fund Vauquelins passt die ebenfalls von Göller erwähnte lokale Anwendung bei Wunden und Hauterkrankungen zusammen. – Der belebende, ja »lebensspendende« Charakter des Zimts kommt in einer berühmten Rezeptur Sebastians Kneipps deutlich zum Ausdruck. So findet sich in seiner »Aqua vitae« unter anderen Zutaten Zimt.[62]

Gegen Mitte des 19. Jahrhunderts wurde es dann etwas stiller um den Zimt. Dazu mochten die gestiegenen Preise beigetragen haben. Zusätzlich machte sich in der deutschen Ärzte- und Apothekerschaft die Einstellung breit, dass einheimische Krankheiten mit einheimischen Arzneimitteln geheilt werden sollten. Auch wurde vermehrt Wert auf einfache Rezepturen gelegt. Dennoch führt ein anonymer Hufeland-Anhänger in seiner 1847 erschienenen Sammlung von »Hausarzneimittel(n) gegen alle Krankheiten der Menschen« zwei magenstärkende Mittel für ältere Menschen an, die Zimt enthalten, und dies, obwohl sich die Mehrzahl der wiedergegebenen Rezepte auf Wasser, physikalische Therapie und Ernährungstipps beschränkt. Eines der Zimt-Rezepte soll hier wiedergegeben werden:

> »Man nimmt 1 Loth guten Zimmt, 1 Quentchen Gewürznelken und ¼ Pfund feinen, weißen Zucker, stößt es in einem Mörser ganz fein und bringt diese drei Ingredienzien mit zwölf Löffeln voll gedörrten Heidelbeeren in eine gläserne Flasche von 1½ Maaß. Man gießet 1 Maaß von dem besten Weingeiste [...] darauf, stellt die Flasche im Winter an den Ofen, im Sommer an die Sonne und läßt die Sachen darin einige Tage digerieren [...]. Nach sechs bis acht Tagen filtrirt man die Feuchtigkeit, und alte Leute nehmen eine halbe Stunde nach der Mahlzeit einen Eßlöffel voll oder ein Weniges mehr davon.«

Außerdem wird noch »Daubentons Magenreinigungs- und Stärkungsmittel«, bestehend aus Rad. Ipecac, Cort. Cinnamom, Sacchr. alb erwähnt. Die Inhaltsstoffe werden zu Trochisci verarbeitet.[63]

de tannin, de mucilage, de matière colorante, et d'un acide.« Nicholas Louis Vauquelin: Analyse comparée des cannelles de Ceylon et de Guyane. In: Journal de Pharmacie et des Sciences accessoires 3 (1817), 461–463.

62 Daneben Ingwer, Kälberkropf, Galgantwurzel, Muskat, Anis, Fenchelsamen, Pastinak, Basilikum, Engelwurz, Kalmus, Baldrian, Minze, Quendel, Rosmarin, Rosenblätter, Borretsch, Ochsenzunge und Zitronenschale. Madaus [wie Anm. 11] Bd. 1, 64.

63 [Anonym]: 500 beste Hausarzneimittel gegen alle Krankheiten der Menschen [...] auch die Wunderkräfte des kalten Wassers, nebst Hufeland's Haus- und Reiseapotheke. 8. Aufl. Quedlinburg, Leipzig 1847 [Repr. Holzminden o. J.]. S. 167.

1855 versuchte Jean-Claude Chomier vom Hospital zu Lyon, wieder neues Interesse für den Zimt zu wecken:

> »Les auteurs des meilleurs traités modernes de thérapeutique et de matière médicale font à peine mention de la cannelle. Nous croyons que cette substance ne mérite pas l'oubli dans lequel elle est tombée, et notre intention, dans ce travail, est non pas de faire une étude complète de ses propriétés médicales, mais simplement de faire connaître son utilité dans quelques maladies.«[64]

Chomier unterscheidet drei Arten von Zimt und zwar nach ihrer Herkunft aus Ceylon, Cayenne oder China. Seiner Meinung nach sollte nur der ceylonesische Zimt direkt medizinisch angewendet werden. Die anderen beiden Arten würden ausschließlich für den Auszug des ätherischen Öls verwendet. Was die chemische Zusammensetzung angeht, so bezieht er sich auf die Ergebnisse von Vauquelin.

Interessant ist auch die Erwähnung der Zubereitungsarten, von denen er immerhin noch sieben kennt:

1° Pulver
2° wässriges Destillat
3° Aufguss,
4° Tinktur,
5° alkoholischer Auszug (L'alcoolat)
6° essentielles Öl
7° Sirup.

Der Autor nennt auch die zehn wichtigsten klassischen Composita, die Zimt enthalten.[65]

Die Erzählungen aus früheren Jahrhunderten über die belebende Wirkung des Zimts finden einen Widerhall in der Art und Weise, wie er über die Wirkung von Zimtpräparaten auf das Nervensystem berichtet. Auch er geht davon aus, dass Zimt einen allgemein stärkenden Effekt besitzt, jedoch behauptet er insbesondere, eine positive Wirkung des Zimts auf die Aufmerksamkeit beobachtet zu haben.[66] Trotz dieses

64 Chomier, Jean-Claude: Utilité des préparations de cannelle, principalement dans la métrorrhagie. Thèse pour le doctorat en médecine. Paris 1855. S. 5.

65 »1° la thériaque, 2° l'orviétan, 3° le mithridate, 4° le diascordium, 5° le philonium romain, 6° la diaphénie, 7° le baume apoplectique, 8° l'alkermès liquide des Italiens, 9° la confection hamech, 10° la poudre diarrodon«. Chomier [wie Anm. 64], 8.

66 »L'individu médicamenté se trouve d'une manière soudaine réfocillé, ranimé, fortifié«. Ebd.

grundsätzlichen Interesses an der ›belebenden Wirkung‹ des Zimts sind seiner Auffassung nach die für die breite Anwendung in der Klinik und der medizinischen Privatpraxis relevanten Anwendungsgebiete andere: Für die Chlorose (aus heutiger Sicht Eisenmangelanämie) stellt Chomier fest, dass die alleinige Gabe von Eisenpräparaten oft mit Magenbeschwerden verbunden ist. Gemeinsam mit Zimt sollen diese Beschwerden nicht so ausgeprägt und die Chlorose leichter zu beherrschen sein.

Die nächste wichtige Anwendung ist die Gebärmutterblutung, besonders im Zusammenhang mit einer Geburt. Im Gegensatz zu Göller erwähnt Chomier vor allem eine blutstillende Wirkung. Auch wenn sich neben Kühlung und Hochlagerung mittlerweile mineralische Hämostyptica etabliert hätten, hebt Chomier vor allem deshalb einen positiven Effekt von Zimtgaben hervor, weil dieser zusätzlich den Kreislauf stärkte. Der Autor dokumentiert seine Behauptungen durch Fallberichte, in denen Zimtpräparate zur Therapie von Herzkrankheiten und Menorrhagien angewendet wurden.

5. Der letzte Schrei

2003 erregte eine Studie von Kahn et al. Aufsehen. In ihr behauptete ein Autorenteam aus Peshawar und Beltsville, Maryland, Zimt habe einen regulierenden Effekt auf den Blutzuckerspiegel. Nicht nur das: auch der Spiegel für Triglyceride, LDL Cholesterol und Gesamtcholesterol sinke bei PatientInnen mit Typ2-Diabetes. Die eingesetzte Dosis war 1, 3 oder 6 g pro Tag; die Autoren vermuteten, dass bei zusätzlicher Einnahme von Zimt in Ergänzung zur oralen antidiabetischen Therapie die Folgeerscheinungen abgemildert werden könnten.[67] In Laborexperimenten war davor schon eine ganze Reihe von Effekten aufgetaucht, welche die Zimtrinde wieder in die Nähe eines Allheilmittels rückten: So wurde über eine antimikrobielle, fungistatische und antiinflammatorische Wirkung berichtet.[68] Großes Interesse genießt

67 M. Safdar / Ali Khan, M. M. / Khattak, K. N./ Anderson, R. A. / Khan, A.: Clinical Care-Education-Nutrition – Cinnamon improves glucose and lipids of people with type 2 diabetes. In: Diabetes care 26, H. 12 (2003), 3215–3218. Allerdings war der HbA1c Wert nicht gemessen worden. Zur Diskussion vgl. Ingo Rustenbeck [wie Anm. 3].

68 Einen kritischen Überblick geben auch: Jean-Jacques Dugoua / Dugald Seely / Dan Perri, / Kieran Cooley / Taryn Forelli, / Edward Mills / Gideon Koren:

vor allem die Frage der antidiabetischen Wirkung. Nach dem jetzigen Stand der Forschungen gehen die meisten Autoren aus den westlichen Industrieländern davon aus, dass in ihren Ländern eine ›adjuvante Zimttherapie‹ keinen messbaren zusätzlichen Effekt auf die Einstellung des Blutzuckerspiegels besitzt.[69] Dagegen ermittelte die pakistanische Studie eine signifikante Differenz zwischen einer ›adjuvant‹ mit Zimt therapierten Patientengruppe und einer Kontrollgruppe. Dieser Unterschied wird von den westlichen Autoren zumeist dadurch erklärt, dass der Blutzuckerspiegel bei der westlichen PatientInnengruppe zu Beginn der Untersuchung deutlich besser eingestellt war als bei der pakistanischen.[70] Damit müsste allerdings grundsätzlich eine pharmakologische Wirkung unterstellt werden. Es gibt zusätzlich einige Berichte über die Wirkung von Inhaltsstoffen des Zimts auf den Energiestoffwechsel der Gefäße und die Herzfrequenz.[71] Damit findet auch die dem Zimt in der Geschichte oft zugeschriebene positive Wirkung auf das Herz eine aktuelle, wenngleich für den Einsatz in der Therapie wenig belastbare, Entsprechung. Die lokale Anwendung als Desinfiziens und antimikrobielles Therapeutikum ist immer noch weit verbreitet. Für die Wirksamkeit gibt es Hinweise, auch wenn sie in den letzten Jahren häufig kritisch gesehen worden ist, da vermehrt über Allergien und lokale toxische Effekte berichtet wurde.[72]

From type 2 diabetes to antioxidant activity: a systematic review of the safety and efficacy of common and cassia cinnamon bark. In: Canadian journal of physiology and pharmacology, 85 (2007), 837–847.

69 Vgl. Dugoua et al. [wie Anm. 68]; Kristof Vanschoonbeek / Bregje J. W. Thomassen / Joan M. Senden / Will K. W. H. Wodzig / Luc J. C. van Loon: Cinnamon Supplementation Does Not Improve Glycemic Control in Postmenopausal Type 2 Diabetes Patients. In: The journal of nutrition, 136 (2006), 977–980.

70 Bärbel Mang / M. Wolters / B. Schmitt / K. Kelb / R. Lichtinghagen/ D. O. Stichtenoth / Hahn: Effects of a cinnamon extract on plasma glucose, HbA1c, and serum lipids in diabetes mellitus type 2. In: European journal of clinical investigation, 36 (2006), 340–344.

71 Vgl. T. Tran /A. Eaton-Maxwell: Cinnamon – More Than Just a Flavoring Agent. In: US Pharmacist, 32 (2007), 38–43; Dugoua et al. [wie Anm. 68] führen unkommentiert einige wenige Studien an, die einen stimulierenden Effekt auf das Zentralnervensystem behaupten. Dies würde sich mit den historischen Berichten über eine Wirksamkeit gegen die »Ohnmacht« treffen, wenn es sich bestätigen ließe. Zur kardialen Wirkung vgl. auch Wichtl [wie Anm. 2], 154.

72 Dugoua et al. [wie Anm. 68], 840.

Resonanzen kamen für dieses Forschungsfeld auch daher, dass die klinischen Effekte nach Kontinenten differierten und gerade da, wo Zimt traditionell mit der Nahrung in großer Menge konsumiert wird, sich deutlich zeigten, während sie in Europa nicht signifikant waren, wo Zimt seit dem Mittelalter eher mäßig verzehrt wird.

Die Aufeinanderfolge von Höhen und Tiefen kann man häufig beobachten, wenn ein neues Arzneimittel gefunden wird. Auf die Euphorie und die Behauptung, das Mittel lasse sich nahezu gefahrlos und bei vielen Indikationen anwenden, folgt eine Ernüchterung, ja häufig wird die Euphoriewelle durch eine Angstwelle abgelöst. In diesem Fall wurde ein traditionelles Arznei- und Gewürzmittel von derselben Dynamik betroffen. Verstärkt wurden die Wellen noch durch die Diskussion über Gesundheitsrisiken aufgrund des in Cassia-Zimt enthaltenen Cumarins. Die kritische Dosis dürfte allerdings kaum beim Konsum als Genussmittel auftreten und wohl auch nicht bei Kapseln mit wässrigem Zimtextrakt.[73]

Gerade weil Zimt weniger als Arzneimittel denn als Gewürz in Gebrauch ist, kam es gegen Ende des Jahres 2006 zu einer Polemik rund um den Verzehr von Zimtsternen, in deren Verlauf einige interessante Argumente geäußert wurden. So kritisierten in der ›Deutschen Lebensmittelrundschau‹ Anfang 2007 zwei Autoren die »Extrapolation von Risiken« seitens des Bundesinstituts für Risikobewertung, die für den durchschnittlichen Zimtkonsum in der Bevölkerung viel zu geringe Mengen unterstelle und deshalb die Grenzwerte zu niedrig ansetze. Sie belegten anhand von Eurostat-Daten, dass Deutschland im Jahr 2005 insgesamt die beeindruckende Menge von 3000 Tonnen Zimt importiert hatte.[74]

Im Fall des Zimts hat sich die Aufmerksamkeit in der Fachwelt überlagert mit derjenigen der breiten Öffentlichkeit. Vielleicht sah so

73 Vgl. Landesinstitut Gesundheit und Arbeit des Landes Nordrhein-Westfalen: Infodienst des Dezernates Arzneimittelsicherheit und Sozialpharmazie: Verzehr zimthaltiger Lebensmittel einschränken. Meldung vom 20.10.2006; archiviert auf: http://www.loegd.nrw.de/1pdf_dokumente/3_arzneimittel/archiv-infodienst-sozpharm.pdf.

74 Schmidt, Mathias / Sven-David Müller: Zimt und Cumarine: bittere »Wahrheiten«. Beitrag zur Extrapolation von Risiken. In: Deutsche Lebensmittel-Rundschau, 103 (2007), 378–382. Vgl. auch die Entgegnung des BIR ebenfalls in der Deutschen Lebensmittel-Rundschau, 103 (2007), 480–487. Anzumerken ist, dass nicht aller Zimt in Lebens- oder Arzneimitteln verarbeitet wird.

manche/r Patient/in eine Chance, am Horizont auftauchen, von der ungeliebten Spritze und dem minutiösen Krankheitsmanagement befreit zu werden, das heute weitgehend von den Patientinnen und Patienten selbst gesteuert, damit aber auch verantwortet wird. Der Verzehr von gesundheitsfördernden Lebensmitteln könnte auch eine beruhigende Wirkung auf gesunde KonsumentInnen haben: Vielleicht kann man sich durch Verzehr von genügend Zimt auch in Zukunft pfundweise Torte und Schokoriegel leisten. Zusätzlich wurde in der öffentlichen Debatte über die bekannte Dichotomie »natürlich« vs. »künstlich« verhandelt, eine besonders in öffentlichen Diskussionen im Arzneimittelbereich populäre Unterscheidung.

Dass die frohe Botschaft, es sei endlich ein Weg gefunden, das Angenehme mit dem Nützlichen zu verbinden, ausgerechnet um die Weihnachtszeit gedämpft wurde, war um so bitterer: Ein zu ausladender Zimtkonsum barg vielleicht Gefahren und sollte nun doch gemäßigt werden, mit Rückwirkungen auf die bereits anvisierte zusätzliche Sahnetorte.[75]

Die Geschichte, die wir hier erzählt haben, könnte auf zwei Weisen zusammengefasst werden, wobei wir vermuten, dass beide auf ihre Art gültig sind und miteinander kombiniert werden müssten:

1. Zimt ist ein seit Jahrtausenden etabliertes Arzneimittel mit dem für solche Substanzen üblichen breiten Wirkspektrum. Ihm haftet im wörtlichen Sinne der Duft des Paradieses, d.h. ein für rationale Pharmakotherapie zugleich passendes und unpassendes Heilsversprechen an. Durch Aufnahme in den wissenschaftlichen Diskurs wurde es neuerdings zum Hoffnungsträger einer therapeutischen Wende – weg von der so genannten Schulmedizin hin zu ganzheitlichen Arzneimitteln. Es blieb nach seiner Zurückdrängung durch andere Substanzen im 19. und 20. Jahrhundert sozusagen »Agent der

75 Ein Jahr später konnten dann die Verbraucherschützer entwarnen: »Cumaringehalte in Zimtsternen deutlich gesunken«. Meldung vom 7.11.2007 auf: http://www.loegd.nrw.de/1pdf_dokumente/3_arzneimittel/archiv-infodienst-sozpharm.pdf. Auf der Zimtwelle ritt auch ein Arzneimittelhersteller, dessen Zimtkapseln ohne Zulassung unterwegs waren und durch klangvolle Titel wie »Zimt gegen Zucker« direkt und indirekt beworben wurden. Das Oberlandesgericht untersagte schließlich dem Hersteller, das Mittel ohne Zulassung zu vermarkten und auf diese Weise zu bewerben. Claudia Reimers / Sven-David Müller-Nothmann: Zimt gegen Zucker. Der natürliche Helfer bei hohem Blutzucker; mit Praxistipps für Diabetiker Typ 2. München 2005.

geheimen Unzufriedenheit« von PatientInnen und TherapeutInnen mit dem therapeutischen Reduktionismus und einer Arzneimitteltherapie, die sich an Zahlen und Daten statt am subjektiven Befinden der PatientInnen orientiert.

2. Zimt könnte allerdings auch als Repräsentant einer postfordistischen Gesundheitspolitik gesehen werden: Da jede/r seines Glückes Schmied ist, entsteht die Verpflichtung des Einzelnen, bereits bei der Nahrungsaufnahme die eigene Gesundheit zu optimieren.

Nimmt man diese beiden Interpretationen zusammen, dann wäre der Zimt auf dem Milchschaum und im Keks das symbolische Versprechen, dass die heutige Lebenswelt von den Individuen nicht nur Einschränkungen und tendenziell überfordernde Anpassungsleistungen verlangt. Wenigstens *einmal*, so die Hoffnung, mögen das Schicksal, die Natur oder das paradiesische Ceylon (heute das gar nicht so paradiesische Sri Lanka) dafür sorgen, dass mit dem Verzicht auch ein Genuss verbunden bleibt.

Axel Helmstädter, Eschborn

WERBUNG UND WIRKUNG: REKLAME ALS KARRIEREFAKTOR FÜR ARZNEIMITTEL

Das Thema Arzneimittelwerbung wurde in der Pharmaziegeschichtsschreibung schon mehrfach aufgegriffen, ja sogar systematisch untersucht. So entstanden unter Rudolf Schmitz in Marburg drei Dissertationen, die sich mit der kommerziellen Anpreisung von Pharmaka in verschiedenen Epochen beschäftigten. Auffallend ist zunächst, dass die erste Untersuchung bereits Ende des 16. Jahrhunderts einsetzt, während man geneigt sein dürfte, den Beginn kommerzieller Arzneimittelwerbung ins frühe 20. Jahrhundert zu verlegen; der Zeit, in der Fertigarzneimittel den Arzneischatz zu dominieren begannen. Die Studie von Heinz Zimmermann[1] untersucht die Arzneimittelwerbung in Deutschland vom Beginn des 16. bis zum Ende des 18. Jahrhunderts, Elmar Ernst[2] geht in seiner Dissertation zum Geheimmittelwesen im wesentlichen auf die Verhältnisse des 19. Jahrhunderts ein, während Ursula Lill[3] die erste Hälfte des 20. Jahrhunderts in den Blick nimmt. Hinzu kommen in jüngster Zeit eher populärwissenschaftliche Publikationen zu Werbemitteln für Pharmaka oder zu deren Packungsdesign sowie Monographien zu einzelnen, besonders erfolgreichen Produkten.[4]

1 Heinz Zimmermann: Arzneimittelwerbung in Deutschland von Beginn des 16. bis Ende des 18. Jahrhunderts. Würzburg 1974 (Quellen und Studien zur Geschichte der Pharmazie, 11), zugl. Diss. rer. nat. Marburg 1968.

2 Elmar Ernst: Das »industrielle« Geheimmittel und seine Werbung. Arzneifertigwaren in der zweiten Hälfte des 19. Jahrhunderts in Deutschland. Würzburg 1975 (Quellen und Studien zur Geschichte der Pharmazie, 12), zugl. Diss. rer. nat. Marburg 1969.

3 Ursula Lill: Die pharmazeutisch-industrielle Werbung in der ersten Hälfte des 20. Jahrhunderts. Stuttgart 1990 (Quellen und Studien zur Geschichte der Pharmazie, 56), zugl. Diss. rer. nat. Marburg 1989.

4 Gerd Ulrich: Wirkungen, die an Wunder grenzen. Arzneimittelwerbung in Deutschland 1830 bis 1930. Norderstedt 2007; Matthias Gerschwitz: Bullrich-Salz. Marke, Mythos, Magensäure. Auf den Spuren eines der ältesten deutschen Markenartikel. Norderstedt 2007 (www.berliner-geschichten.com); Christoph Friedrich: Spalt. Festschrift zum 75. Jubiläum. Münster 2007.

Es scheint also fast, als habe die Werbung das Arzneimittel, soweit seine Produktion über den Maßstab der ärztlichen Rezeptur hinausging, praktisch immer begleitet. Werbung oder Reklame, wie es bis in die 1930er-Jahre noch durchgängig hieß, hat sicherlich über Wohl und Wehe eines kommerziellen Angebots entschieden, wurde also zum Karrierefaktor für viele Produkte, die sich entweder gegenüber Konkurrenten durchzusetzen vermochten oder bald wieder vom Markt verschwanden.

Die genannten Dissertationen sowie allgemeine Nachschlagewerke bieten vielfältige Definitionen von Werbung beziehungsweise »Reklame«. Ernst resümiert unter Bezug auf einen Eintrag im »Handwörterbuch der Sozialwissenschaften«:

> »Unter dem Begriff der Werbung werden absatzfördernde Maßnahmen zusammengefaßt, die geeignet sind, den Umworbenen auf ein neues Produkt aufmerksam zu machen und an ein bestehendes zu erinnern; [sowie] unter gleichartigen Produkten den Verbraucher auf ein bestimmtes hinzulenken und zu veranlassen, dieses zu substituieren. [Ferner] besteht die Aufgabe der Werbung darin, ›bestimmte Absatzleistungen zu erzielen‹. Sie ist ›eines der absatzpolitischen Instrumente‹ mit dem Ziel, ›erstens die Aufmerksamkeit zu erregen, zweitens auf einen Zweck ausgerichtete, dauerhafte Eindrücke zu vermitteln und drittens bestimmte Kaufentscheidungen der Konsumenten herbeizuführen.«[5]

Zweck der Werbung ist also stets eine Steigerung des Bekanntheitsgrades, vielmehr aber noch des Umsatzes der angepriesenen Güter. Im Arzneimittelbereich gelten natürlich gewisse strukturelle Limitierungen, denn der Absatz von Arzneimitteln für relativ seltene Erkrankungen wird sich nicht beliebig steigern lassen, außerdem gibt es sinnvollerweise rechtliche Werbebeschränkungen für Arzneimittel, die unter anderem wegen ihres Nebenwirkungspotenzials eben keine gewöhnlichen Konsumgüter sind, sondern als »Waren besonderer Art« gelten.

Im Arzneimittelbereich grundsätzlich zu unterscheiden ist zwischen der Werbung für Fachkreise und der Laienansprache, für die verschiedene sachliche und rechtliche Rahmenbedingungen gelten. In diesem Beitrag soll überwiegend auf die Endverbraucherwerbung eingegangen werden, für die nach einschlägigen Definitionen der

5 Ernst [wie Anm. 2], S. 113.

früher geläufigere Begriff »Reklame« zutrifft und die als »betriebliche Mengenumwerbung« drei Kriterien erfüllen muss:

1. Sie muss den Verkauf von Waren oder Dienstleistungen bezwecken,
2. auf eine Mehrheit von Menschen abgestellt sein und
3. »diese in ihrem Wollen seelisch zu beeinflussen suchen, damit es zur Erfüllung des Zweckes kommt.«[6]

Abseits sozial- und wirtschaftswissenschaftlicher Definitionen ist evident, dass es in erster Linie darum geht, ein Produkt ausreichend bekannt zu machen und darauf aufbauend, Begehrlichkeiten beim Verbraucher zu erwecken. Dies gelingt umso leichter, je einprägsamer Name und Funktion des beworbenen Produktes sind, sodass der Herausbildung einer Marke, neudeutsch »branding«, eine herausragende Bedeutung zukommt. Wir alle kennen diese Beispiele aus dem täglichen Leben, wenn eingeführte Marken gar zum Synonym für eine ganze Produktgattung werden. Viele sprechen von »Tempo«, wenn Papiertaschentücher gemeint sind, von »Uhu« als Synonym für Alleskleber oder von Leitz-Ordner, wiewohl es eine ganze Reihe konkurrierender Hersteller gibt, die mehr oder weniger gleichwertige Produkte vertreiben. Wohl jeder hier wird sich an den Slogan »Im Falle eines Falles klebt UHU wirklich alles« erinnern, wodurch zwei der wesentlichsten Kriterien erfolgreicher Werbung deutlich werden: Ein prägnanter Markenname, ein wiedererkennbares Produkt, hier die gelbe Tube mit schwarzer Aufschrift, und ein origineller, eingängiger Text, der in diesem Falle nicht zufällig in Versform formuliert wurde. Als wahres Erfolgsgeheimnis des erwähnten Alleskleber gilt im übrigen die Tatsache, dass Kindergartenkinder, die bekanntlich viel mit Kleber basteln, das Wort »Uhu« leicht fehlerfrei aussprechen können, wodurch sich der Handelsname bei Kindern und Eltern jeweils frühzeitig einprägt.[7]

Vor allem im Arzneimittelbereich kommt als weiterer wichtiger Aspekt hinzu, dass die Marke entsprechend vertrauenserweckend ist und mit einem qualitativ hochwertigen, wirksamen und nebenwirkungsarmen Produkt assoziiert wird. Schließlich liegt eine Besonderheit

6 Ernst [wie Anm. 2], S. 114.

7 Jörg Krichbaum (Hrsg.): Deutsche Standards. Marken des Jahrhunderts. 14. Aufl., Köln 2000, S. 12.

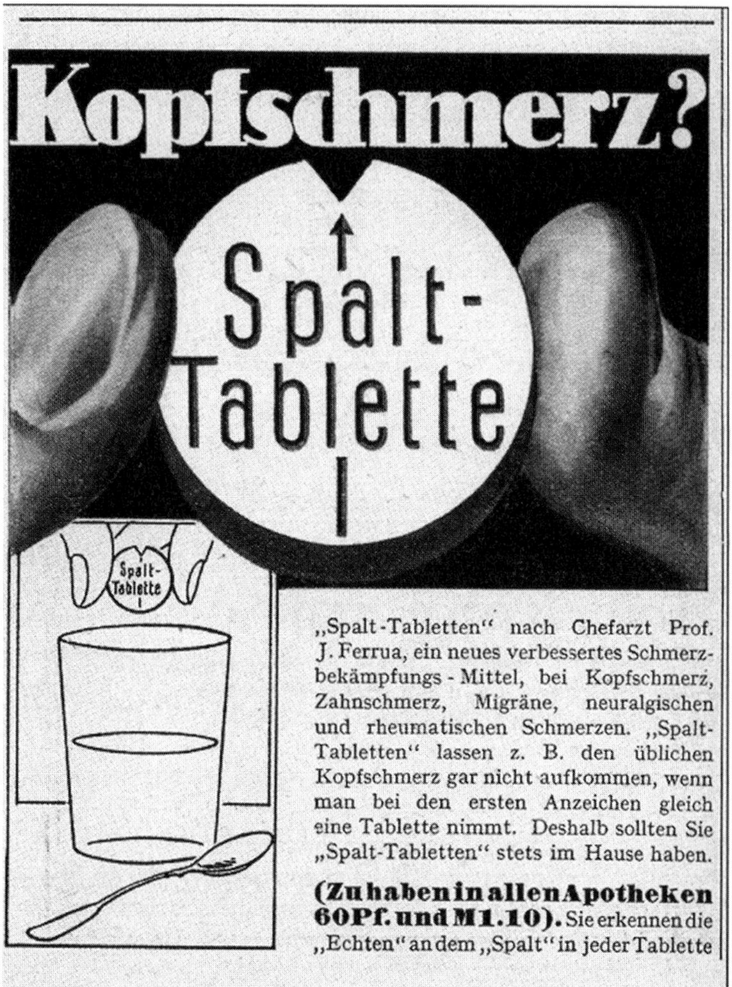

Abb. 1: Werbung für Spalt-Tabletten, eine der bekanntesten Marken im Arzneimittelbereich (Friedrich 2007)

der Ware Arzneimittel darin, dass sie in Körperfunktionen eingreift und auch unerwünschte Wirkungen haben kann. Entsprechend hohe Qualitätsansprüche wird der Anwender stellen.

Werbung für Arzneimittel als »Waren besonderer Art« unterliegt indes besonderen Beschränkungen; so ist eine beliebige Mengenauswertung weder möglich noch erwünscht. Arzneimittel dienen gewöhnlich der Behandlung spezieller Erkrankungen und sind nur bei ihren jeweiligen Indikationen sinnvoll einsetzbar. Zudem sind sie üblicherweise mit Nebenwirkungen, also besonderen Produktrisiken behaftet, die nur unter dem Aspekt einer strikten Nutzen-Risiko-Abwägung tolerabel sind. Der Gesetzgeber hat deshalb Vetriebsbeschränkungen wie Verschreibungs- oder Apothekenpflicht sowie im Heilmittelwerbegesetz besondere rechtliche Grenzen für Arzneimittelwerbung gesteckt.

Unter diesen Vorzeichen soll die Geschichte einiger Produkte exemplarisch vorgestellt werden, die ihre teilweise über hundertjährige Karriere weniger ihrer einmaligen Zusammensetzung oder einer Konkurrenzprodukte überragenden Wirksamkeit verdanken als geschickten Werbestrategien. Die Karriere vieler Arzneimittel wurde also erst dadurch ermöglicht, dass sie sich mittels geschickter Publicity im Bewusstsein des Verbrauchers von gleichartigen Produkten abzusetzen vermochten.

Klosterfrau Melissengeist

Der Aspekt der werbevermittelten Qualitätsvermutung kommt eindrucksvoll in dem Slogan »Nie war er so wertvoll wie heute« zum Ausdruck, den die Kölner Werbeagentur Westag 1925 für Klosterfrau Melissengeist ersonnen hat.[8] Das Tonikum geht zurück auf Maria Clementine Martin (1775–1843), die 1792 ins Kloster St. Anna in Coesfeld eingetreten war.[9] Im Zuge des Reichsdeputationshauptschlusses 1803 und der folgenden Säkularisierung war auch Maria Clementine Martin spätestens ab 1811 gezwungen, ihren Lebensunterhalt außerhalb der klösterlichen Gemeinschaft zu bestreiten. Ihre weltliche Berufung galt

8 http://www.slogans.de (23.4.2009).

9 Zu Leben und Werk der »Klosterfrau« vgl. [Günter Garlet:] Die Klosterfrau und ihre Zeit. Die Lebensgeschichte der Maria Clementine Martin, Gründerin des Hauses Klosterfrau. 2. Aufl. Köln 1989.

der Krankenpflege, der sie sich aufopferungsvoll und unter Einsatz ihres Lebens, insbesondere während der Schlacht bei Waterloo, widmete. Hierfür stattete sie der preußische König Friedrich Wilhelm III. später mit einer Leibrente aus.[10] 1825 kam Maria Clementine Martin dann nach Köln, wahrscheinlich zunächst, um den bereits 86-jährigen Domvikar zu pflegen. Daneben baute sie einen kleinen Destillationsbetrieb auf, der zur Keimzelle des heutigen Unternehmens ›MCM Klosterfrau‹ werden sollte. Dabei hatte sie sich beträchtlicher Konkurrenz zu erwehren; 64 Kölnisch-Wasser-Hersteller soll es damals in der Domstadt gegeben haben.[11] 1829 hatte die Klosterfrau die Idee, den preußischen König um Erlaubnis dafür zu bitten, den preußischen Adler auf die Melissengeist-Verpackungen aufbringen zu dürfen. Friedrich Wilhelm schlug die Bitte in Erinnerung an ihre humanitären Dienste nicht ab und gestattete ihr, mit den königlichen Insignien zu werben. Durch das Abzeichen, das die ›Qualitätsvermutung‹ durch den Bezug zur staatlichen Autorität weiter nährte, konnte sie sich entscheidend gegenüber ihren Konkurrenten absetzen; außerdem traute sich kaum jemand, das königliche Abzeichen nachzuahmen – ein weiterer entscheidender Vorteil in Zeiten ohne Patentrecht und wirksamen Markenschutz. Der Vertrauensvorschuss, den Geistliche und Ordensschwestern gewöhnlich genießen, tat ein übriges für die Popularität des Destillates.

Bullrich-Salz

Etwa zur gleichen Zeit wie die »Klosterfrau« begann August Wilhelm Bullrich (1802–1859) seine Karriere in der Produktion von Körperpflege- und Arzneimitteln.[12] Er erwarb 1835 in Berlin die Seifen- und Parfümeriefabrik Stegmann, in die er bereits 1827 als Mitarbeiter eingetreten war.[13] Spätestens in den 1840er-Jahren begann Bullrich, der ein

10 Garlet [wie Anm. 10], S. 13.

11 Ursula Köhler-Lutterbeck: Mit Gott und den Preußen. Die ZEIT 8.5.2003. http://www.zeit.de/2003/20/Klosterfrau?page=all (23.4.2009).

12 Zu Leben und Werk Bullrichs siehe Ernst [wie Anm. 2], S. 60, Axel Helmstädter: Natron als Allheilmittel. Arzneitherapie nach August Wilhelm Bullrich. In: Geschichte der Pharmazie 43 (1991), 59–62, sowie jüngst ausf. Gerschwitz [wie Anm. 4].

13 So Gerschwitz [wie Anm. 4], S. 16–17; nach früheren Angaben hat er die Firma bereits 1827 erworben.

preußisches Examen als Apotheker erster Klasse besaß, die Einnahme von »kohlensaurem Natron« gegen Beschwerden des Magen-Darm-Traktes, aber auch gegen Cholera offensiv zu propagieren.[14] In einer Veröffentlichung aus dem Jahre 1953 lobte er das »Universal-Reinigungssalz«, wie er die Substanz nannte, als das »seit Jahrhunderten gesuchte Universalheilmittel«.[15] Das postulierte Wirkprinzip war die »Unterstützung des Reinigungsgeschäftes der Natur«.[16] Die in charakteristischen blauen Tüten abgepackte Substanz wurde zunächst mittels gedruckter Ratgeber, in Zeitungsanzeigen, auf Messen und Ausstellungen sowie im Reisegewerbe beworben und trug entscheidend zu Aufschwung und Überleben des Unternehmens »A.W. Bullrich, vormals F. C. Stegmann« bei, das nach Bullrichs frühem Tode 1859 von seinen Nachfahren unter schwierigen Umständen[17] erfolgreich fortgeführt wurde. Großen Aufschwung erlebte das Antacidum durch gezielte und innovative Werbemaßnahmen in den 1920er-Jahren, die der damalige Firmeninhaber Paul Spielhagen (1870–1940) ersonnen hatte. Aus Kostengründen wurden zunächst nur in Berlin und Umgebung Gratisproben und Prospekte verteilt sowie durch den Firmeninhaber selbst weithin sichtbare Blechschilder montiert.[18] Für Schaufensterdekorationen und Plakate hatte Spielhagen Motive entwickelt, die mit der Ästhetik der Kolonialzeit operierten und noch zu Zeiten verwendet wurden, als das deutsche Kolonialreich schon längst vergangen war. An Kolonialzeiten knüpfte auch die Idee an, überlebensgroße Figuren von Schwarzafrikanern, sogenannte »Bullrich-Neger« zusammen mit großformatigen Schachtelattrappen durch die Straßen Berlins zu tragen.[19] Konsequent weiterentwickelt wurde der Gedanke der mobilen Werbung im Straßenverkehr durch Schilder auf öffentlichen Verkehrsmitteln, hauptsächlich Straßenbahnen, die in den 1930er- und

14 Nach Gerschwitz [wie Anm. 4], S. 13–17, soll Bullrich die Wirkung des Natriumhydrogencarbonats gegen Sodbrennen bereits während seiner Ausbildungszeit in der Apotheke, also vor 1827, im Selbstversuch erfahren und ab diesem Jahr tatsächlich als Handelspräparat vertrieben haben.

15 August Wilhelm Bullrich: Rathgeber bei Krankheitsfällen, in Ermangelung des Beistandes schulrechter Ärzte. Berlin 1853, S. 99.

16 Bullrich [wie Anm. 16], S. 29.

17 Vgl. hierzu Gerschwitz [wie Anm. 4], S. 32–60.

18 Gerschwitz [wie Anm. 4], S. 70–71.

19 Gerschwitz [wie Anm. 4], S. 75.

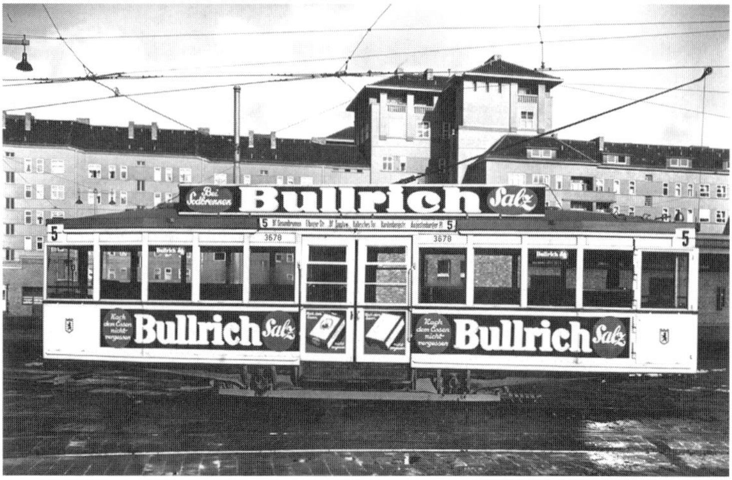

Abb. 2: Straßenbahnwerbung für Bullrich-Salz: Triebwagen der Berliner Verkehrsbetriebe 1936 am Betriebsbahnhof Königin-Elisabeth-Str. Berlin-Charlottenburg (Foto: Bullrich-Archiv P. Spielhagen)

1940er-Jahren in vielen Städten mit dem Namenszug Bullrichs bemalt umherfuhren.[20]

Firmeninhaber Spielhagen war es auch, der begann, sein Produkt mit selbst gedichteten Zweizeilern zu bewerben, von denen wohl »So nötig wie die Braut zur Trauung ist Bullrich-Salz für die Verdauung« der bekannteste sein dürfte.[21] Einer dieser Verse selbst dokumentiert den hohen Bekanntheitsgrad, den Bullrich-Salz bei im Grunde trivialer Zusammensetzung im Vergleich zu konkurrierenden Antacida erreichte: »Magensalze gibt's in Mengen – Bullrich lässt sich nicht verdrängen.«

Elly Heuss-Knapp und die Wybert-Pastillen

Eingängigen Texten kam damals wie heute in der Werbung eine herausragende Bedeutung zu. Zu den professionellen Autoren der oft in Versform gekleideten Werbebotschaften der 1930er-Jahre gehörte

20 Zu Beispielen aus Berlin, Leipzig, Hamburg, Stuttgart, Dortmund und Düsseldorf siehe Gerschwitz [wie Anm. 4], S. 79–82.

21 Gerschwitz [wie Anm. 4], S. 77 sowie 107–112.

auch Elly Heuss-Knapp (1881–1952), die Frau des späteren ersten Bundespräsidenten, die einer breiteren Öffentlichkeit eher als Gründerin des Müttergenesungswerkes bekannt geworden ist. Theodor Heuss und seine Frau waren während der NS-Diktatur mit Berufsverbot belegt worden und arbeiteten als Schriftsteller, wobei Elly sich auch als Werbetexterin für Arzneimittel hervortat. Als Cousine des Inhabers der Basler Firma Wybert, Hermann Geiger, dichtete sie unter anderem für die rhombenförmigen Halsschmerzpastillen, die nach einer Rezeptur hergestellt wurden, die der Schweizer Arzt Emanuel Wybert (1807–1884) in den USA kennengelernt haben soll.[22] Elly Heuss-Knapps Verse zierten beispielsweise das weit verbreitete Liederbuch »Wybert-Stimmgabel – Wegweiser für alle Singenden«[23], das der Heilmittelproduzent in hoher Auflage herausgab, um die Indikation »Heiserkeit und Halsbeschwerden« in einer Zielgruppe zu bewerben, die besonders anfällig für diese Art Beschwerden schien.

Verse, die stimmpflegende Eigenschaften der »Wybertli« anpriesen, wurden bald auch vertont und im Rundfunk ausgestrahlt. Das deutsche Rundfunkarchiv besitzt mit einer entsprechenden Aufnahme eines der ältesten Dokumente vertonter Radiowerbung, als deren Pionier Elly Heuss-Knapp gelten darf:

»Beim Rauchen, beim Singen, beim Wandern
Sagt immer der eine dem andern
Nimm, nimm, nimm Wybert für die Stimm'
Wähle, wähle, wähle, Wybert für die Kehle.
Die kleinen, die schwarzen, die netten
Die Wybert, ja Wybert Tabletten
Für 50 Pfennig kriegst Du sie
In jeder Apotheke
Für 50 Pfennig kriegst Du sie
In jeder Drogerie.«[24]

22 Zur Kurzbiographie des bedeutenden Basler Arztes Wybert siehe http://www.basler-stadtbuch.ch/stadtbuch/chronik/detail.cfm?Id=359 (23.4.2009).

23 Wybert-Stimmgabel. Neuer Wegweiser für alle Singenden. 241.–340. Tausend. Tumringen [1936]. Bereits 1910 war im Hause Wybert ein »Praktischer Wegweiser für Gesangsvereine« erschienen, eine Neuauflage des offensichtlich beliebten Liederbuches gab es noch 1993.

24 http://www.dra.de/ram/wybert.ram (23.4.2009). Dort finden sich auch weitere Hörbeispiele zur Schuhpolitur Erdal und der Hautpflegeserie Kaloderma, deren Vorteile Elly Heuss-Knapp ebenfalls in vertonten Versen beschrieb.

Beecham Pills

Liederbücher für Gesangvereine waren auch beliebte Werbemedien des britischen Geheimmittelherstellers Thomas Beecham (1820–1907). Seine ubiquitär anwendbaren Pillen, die von 1842 bis 1998 ununterbrochen auf dem Markt waren wurden durch Anzeigen in weltweit 14 000 Zeitungen und Zeitschriften, aber auch mittels eigens herausgegebener Schul- und Liederbücher beworben.[25] Das Nachschlagewerk »Help to scholars«[26] mit arithmetischen Tafeln und weiteren Tabellen erreichte Millionenauflagen, von »Beecham's Music Portfolio« erschienen mehr als 20 Ausgaben, die auf der Titelseite deutlich sichtbar das Signet der Beecham-Pillen trugen. Über eine feinsinnigere Werbestrategie berichtet eine allerdings unbestätigte Legende. Danach soll Thomas Beecham seiner Kirchengemeinde neue Gesangbücher gestiftet haben, ohne eine Anzeige aufzudrucken, was eigentlich vereinbart worden war. Die Freude über die ungeahnte Großzügigkeit dauerte bis Heiligabend, als die Gemeinde den traditionellen Weihnachtshymnus anstimmte. Anstelle des gewohnten Textes fanden sich folgende Zeilen im Gesangbuch:

> »Hark, the herald angels sing,
> Beecham's Pills are just the thing,
> For easing pain and mothers mild,
> Two for adults, one for a child.«

Lydia Pinkham

Zu den Verkaufsschlagern der Jahrhundertwende gehörte zweifellos »Lydia Pinkham's Vegetable Compound«, ein Präparat zur Behandlung gynäkologischer Beschwerden.[27] Lydia Pinkham (1819–1883),

25 Stuart Anderson / Peter Homan: »Best for me, best for you« – a history of Beecham's Pills 1842–1998. In: Pharmaceutical Journal 269 (2002), S. 921–924; Peter G. Homan / Briony Hudson / Raymond C. Rowe: Popular Medicines. An illustrated history. London und Chicago 2008, S. 19–27.

26 Beecham's Help to Scholars containing arithmetical tables and signs, weights and measures, geographical and drawing definitions, and other useful information. St. Helens 1897, New York 1922.

27 Homan / Hudson / Rowe [wie Anm. 26], S. 109–117, W[illiam] A. Jackson: Who was ›Lily the pink‹? The story of an American proprietary medicine. In: Pharmaceutical Historian 28 (1998), S. 22–28.

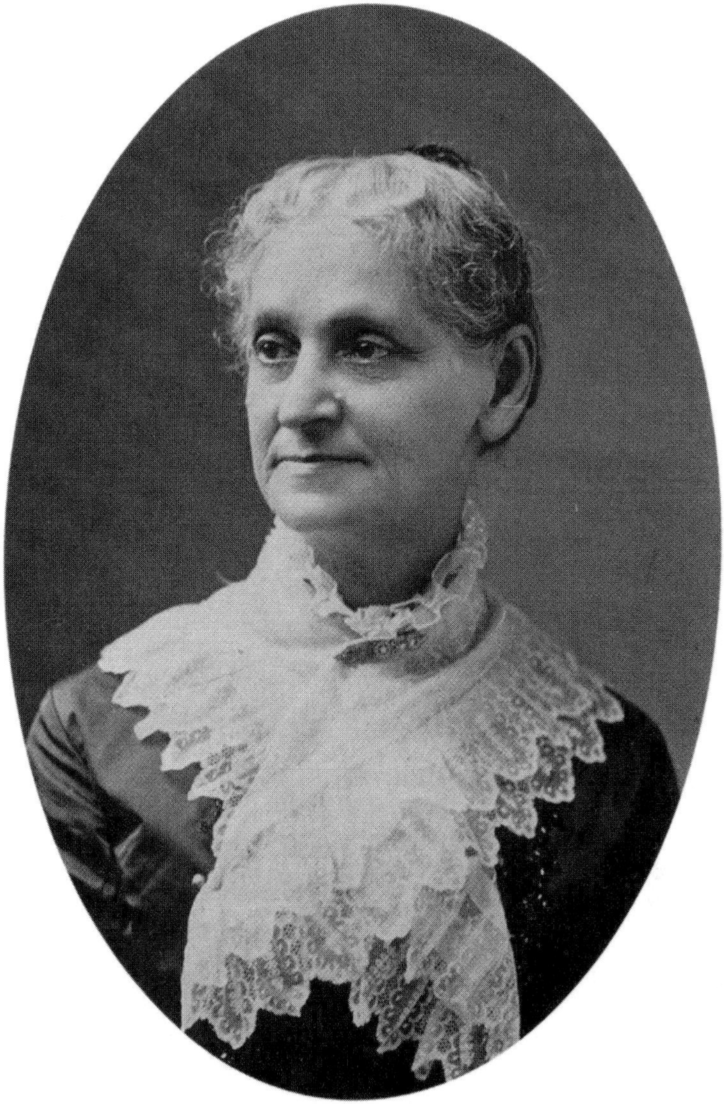

Abb. 3: Lydia Pinkham (1819–1883) (Homan/Hudson/Rowe 2008)

die auch unter ihrem Spitznamen »Lily the pink« bekannt war, als Lehrerin keinen Heilberuf erlernt hatte und zur bekanntesten Frau Amerikas aufsteigen sollte,[28] begann 1876 mit der kommerziellen Arzneimittelproduktion. Ihr Hauptprodukt, das sie ursprünglich unentgeltlich abgegeben hatte, bis sie eine Notlage der Familie dazu zwang, Einnahmen zu erzielen, enthielt fünf pflanzliche Gynäkologika, darunter Cimicifuga und Bockshornkleesamen. Einer spontanen Idee ihres Sohnes folgend, schaltete Lydia eine Anzeige auf der Titelseite der weit verbreiteten Tageszeitung ›Boston Herald‹, deren Erfolg denjenigen der bisher üblichen Werbung durch Handzettel und Postwurfsendungen bei weitem übertraf. In der Folgezeit stiegen Pinkhams Aufwendungen für Zeitungswerbung stetig bis auf etwa 1 Million Dollar pro Jahr Ende des 19. Jahrhunderts.[29] Die Idee, auf den Packungen, quasi als leuchtendes Vorbild, das Bild einer gesund aussehenden Frau abzubilden, führte dazu, dass Lydia Pinkhams Portrait die Flaschen und Schachteln zierte. Ab 1879 luden Anzeigentexte Frauen dazu ein, mit der Arzneimittelproduzentin direkt in Briefkontakt zu treten, wovon rege Gebrauch gemacht wurde. Nach Lydias Tod leitete ihre Schwiegertochter das Schreibbüro mit 30 Angestellten, während Anzeigen vorgaben, die Briefe würden noch immer von der Patronin selbst beantwortet. 1905 allerdings veröffentlichte eine Frauenzeitschrift ein Bild von Lydias Grabstein neben einer Anzeige für das »vegetable compound« und dokumentierte dadurch, dass die vermeintliche Korrespondenzpartnerin seit 22 Jahren nicht mehr am Leben war.[30]

Auf jeden Fall führte die Werbestrategie dazu, dass das Produkt in einer unnachahmlichen Weise personifiziert wurde; Lydia Pinkham, vorteilhaft abgebildet und als Ansprechpartnerin für relativ intime Angelegenheiten vermeintlich unbegrenzt verfügbar, wurde selbst zur maximal vertrauenserweckenden »Marke«, zu dem, was man als »branded personality« bezeichnet hat.[31] Ihr Bekanntheitsgrad reichte

28 Ray Sturgess: Quackery: a barely believable history. In: Pharmaceutical Journal 275 (2005), 795–798.

29 Homan / Hudson / Rowe [wie Anm. 26], S. 113.

30 Homan / Hudson / Rowe [wie Anm. 26], S. 114.

31 Siehe dazu ausf. Elysa R. Engelman: The face that haunts me ever: consumers, retailers, critics, and the branded personality of Lydia E. Pinkham. Diss. PhD, Boston University, 2003.

so weit, dass sie die Liverpooler Musikgruppe ›Scaffold‹ 80 Jahre nach ihrem Tod zum Thema eines Schlagers machte:

»We'll drink a drink a drink to
Lily the pink a pink a pink
The saviour of the human race
For she invented medicinal compound
Most efficacious in every case.«

Der Song stand Ende 1968 vier Wochen lang an der Spitze der Hitparade in Großbritannien.[32]

Industrielle Geheimmittel

Viele der Produkte, die Ende des 19. und in der ersten Hälfte des 20. Jahrhunderts durch besondere Werbemaßnahmen auffielen, gehören zur Gruppe der »industriellen Geheimmittel«, die Elmar Ernst eingehend untersucht hat.[33] Ihre wesentlichen Charakteristika sind die nicht oder unzureichend deklarierte Zusammensetzung sowie die Tatsache, dass sie als Fertigarzneimittel unter Umgehung von Arzt und teilweise auch Apotheke direkt an den Verbraucher abgegeben wurden. Meist handelte es sich um orale Liquida recht traditioneller Zusammensetzung, die für »Allerweltsindikationen« und zur Behandlung von Befindlichkeitsstörungen, also überwiegend gegen nicht schwerwiegende Erkrankungen angepriesen wurden. Neuartige oder ungewöhnliche Inhaltsstoffe enthielten sie gewöhnlich nicht, so dass ihre Hersteller darauf angewiesen waren, sich durch Werbemaßnahmen von der Konkurrenz abzuheben. In Deutschland gab es um 1900 ungefähr 2000 derartige Produkte[34], von denen allerdings nur eine geringe Zahl nachhaltige Bedeutung erlangte. So soll die Zahl der Geheimmittel, die »von mehr als nur ephemerer Bedeutung waren«, etwa 50 bis 100 betragen haben, nur 10 bis 15 wurden »vom Publikum viel verlangt«.[35] Eine kürzlich veröffentlichte Untersuchung zur Geheimmittelindustrie in Baltimore/USA zeigt, dass im Zeit-

32 Frank Laufenberg / Ingrid Laufenberg: Frank Laufenbergs Rock- und Pop-Lexikon, Band 2, München 1998, S. 1319.

33 Ernst [wie Anm. 2].

34 Axel Helmstädter: Statistik zu Geheimmitteln im 19. Jahrhundert. In: Pharmazeutische Zeitung 139 (1994), S. 1435–1438.

35 Ernst [wie Anm. 2], S. 67.

raum zwischen 1860 und 1930 jährlich etwa so viele Hersteller vom Markt verschwanden wie neu hinzukamen.[36] Zu den langlebigen und in Deutschland bekanntesten Produkten gehörte ein »Ankers Pain Expeller« genanntes Analgetikum zur vornehmlich externen Anwendung, das von dem Rudolstädter Fabrikanten Friedrich Adolf Richter vertrieben wurde. Es enthielt unter anderem Spanischpfeffer-Tinktur und Ammoniak. Richters Betrieb beschäftigte 1880 rund 200 Arbeitskräfte, um die Jahrhundertwende etwa 450.[37] Die Abgabegefäße des Analgetikums zeigten einen Anker als einprägsames Symbol des Produktes. Anpreisungen bezogen sich – ganz im Sinne des »mystischen Beiwerks, das den Geheimmitteln namentlich durch die Werbung verliehen wurde«[38] – auf einen fiktiven »Dr. Airy«, der bei der Behandlung von 166 Krankheiten mit nur vier Geheimmitteln ausgekommen sein soll.

Noch abenteuerlichere Geschichten wurden von »Hienfong«-Präparaten erzählt, die man zu den »pseudoexotischen Fertigarzneimitteln« rechnen kann.[39] Zubereitungen dieses Namens, die sich in ihrer Zusammensetzung zum Teil deutlich unterschieden, gab es von mindestens 16 verschiedenen Herstellern. Die asiatisch anmutende Bezeichnung hatte der thüringische Gymnasiallehrer Carl Schöpffer (oder Schöpfer, geb. 1811) eingeführt, der eine Reihe weiterer Geheimmittel vertrieb, die chinesisch klingende Namen hatten. Angeblich soll ein in Russland tätiger Apotheker namens Otto Schmidt 1852 heimlich Samen des »Himmelssegen-Baumes« aus »kaiserlichen Arzneipflanzendistrikten Chinas« herausgeschmuggelt haben, dessen Blätter ein

36 Michael Torbenson / Jonathon Erlen: A quantitative profile of the patent medicine industry in Baltimore from 1863 to 1930. In: Pharmacy in History 49 (2007), 15–27.

37 Zu Richter und seinen Produkten siehe Ernst [wie Anm. 2] S. 108–112 und Axel Helmstädter: Der Anker Pain-Expeller, ein Verkaufsschlager. In: Deutsches Apotheken-Museum, Beilage zur Pharmazeutischen Zeitung 142 (1997), Nr. 1, S. 7f.

38 Ernst [wie Anm. 2], S. 112.

39 Axel Helmstädter: Nomen est omen? – Pseudoexotische Fertigarzneimittel. In: Pharmazeutische Zeitung 138 (1993), S. 30–33. Zu Hienfong siehe auch Sabine Bernschneider-Reif: Laboranten, Destillatores, Balsamträger: Das laienmedizinische Olitätenwesen im Thüringer Wald vom 17. bis zum 19. Jahrhundert. Frankfurt 2001 (Pharmaziehistorische Forschungen, Bd. 3), zugl. Diss. rer. nat. Marburg 1999, S. 230f.

Alkaloid namens »Hienfongin« enthielten. Eine andere Version nennt Schöpfers »in Hinterindien weilenden« Sohn als Bezugsquelle. Analysen ergaben indes, dass es sich in Wahrheit um eine »dünne, weingeistige Tinctur [...] aus den Blättern des Lorbeerbaumes« handelte.[40] Mithin ist Hienfong wie auch der Pain-Expeller ein Beispiel für die Praxis innerhalb des Geheimmittelwesens, eigentlich wenig innovativ zusammengesetzte Produkte dadurch zu vermarkten, dass man eine exotisch oder abenteuerlich anmutende Entdeckungsgeschichte in Umlauf brachte, die den Laien beeindrucken musste und geradezu dazu animierte, weitererzählt zu werden.

Werbung als bewusste Irreführung: Daube und die Schweizerpillen

Üblicherweise stehen Zusammensetzung und Aussehen eines Produktes fest, bevor eine Werbestrategie entwickelt wird. Dass es aber auch umgekehrt sein kann, zeigt das Beispiel der Firma Elnain & Co., die seit 1876 von dem Kaufmann Gottfried Leonhard Daube (1842–1917) geführt wurde, dem Inhaber der drittgrößten Annoncen-Expedition in Frankfurt am Main.[41] Gemeinsam mit dem Drucker Ruben Morgenstern fasste er den Entschluss, im großen Stile Werbung für ein Arzneimittel zu treiben, das allerdings noch gar nicht existierte. Daube und Morgenstern, die mit der Erzeugung von Drucksachen und Beziehungen im Anzeigengeschäft über Schlüsselqualifikationen für Werbetreibende verfügten, fanden in Richard Brandt (1829–1893), der Daube Geld schuldig war, einen erpressbaren Apotheker, der ihnen zu günstigen Konditionen ein Arzneimittel herstellte, dessen Zusammensetzung offensichtlich nebensächlich war. Brandt, der eine Apotheke im schweizerischen Schaffhausen betrieb, gab selbst zu, dass die »Schweizerpillen«, wie sie genannt wurden, im Sommer eine andere Zusammensetzung hatten als im Winter. Analysen fanden eine der Deklaration widersprechende Zusammensetzung. Auf jeden Fall ließ sich aber mit dem positiven Image der Schweiz und dem Hinweis auf

40 Eduard Hahn und J[ohann] Holfert: Spezialitäten und Geheimmittel mit Angabe ihrer Zusammensetzung. 5. Aufl. Berlin 1893, S. 189.

41 Zu Daube und der Firma Elnain siehe Ernst [wie Anm. 2], 95–102. Das Unternehmen hatte Daube am 1. September 1874 zusammen mit Heinrich Elnain gegründet, der sich aber nach etwas über einem Jahr schon aus der Firma zurückzog.

pharmazeutischen Sachverstand vertrauenserweckend Werbung betreiben. »Apotheker Brandts Schweizerpillen« avancierten so zu einem der bedeutendsten Geheimmittel überhaupt. Das Beispiel zeigt mithin, dass Werbung per se ihre Wirkung entfaltet, auch wenn sie sachlich falsch oder irreführend ist und dass hohe Absatzzahlen keineswegs immer auf überragenden Produkteigenschaften beruhen müssen.

Ascorbinsäure als »Funktionsmittel«

Dass es möglich ist, für ein vorhandenes Produkt eine eigentlich nicht vorhandene Indikation zu schaffen, bewies die »Propagandaabteilung« der Firma Roche in den 1930er-Jahren eindrucksvoll.[42] Tadeus Reichstein (1897–1996) war 1933 die Vollsynthese des Vitamin C gelungen, allerdings bestand natürlicherweise nur ein geringer Bedarf an einer industriellen Herstellung der Substanz, schließlich war die einzige medizinische Indikation, Skorbut, äußerst selten und außerdem gab es genügend natürliche Quellen, um den Tagesbedarf des gesunden Menschen zu decken. »Eine Nachfrage nach synthetischem Vitamin C musste somit erst geschaffen werden.«[43] Ein Ansatzpunkt war das Versprechen, die »Anfälligkeiten für Krankheiten aller Art unter Rekruten und auch älteren Wehrmännern« herabzusetzen, Vitamin C also als Prophylaktikum in der Armee einzusetzen. Die Armeeführung des Alpenstaates machte sich diese Auffassung auch zu eigen, allerdings befürwortete man Ascorbinsäure natürlichen Ursprungs, was nicht im Sinne des Herstellers war. Der Einwand konnte schließlich aber mit dem Argument entkräftet werden, die Synthese liefere »rein schweizerisches« Vitamin C, während man ansonsten auf die Einfuhr von Südfrüchten aus dem Ausland angewiesen wäre. Strategisch kam es aber in jedem Fall darauf an, nicht nur die Krankheit Avitaminose, sondern auch leichte oder hypothetische Mangelzustände als behandlungsbedürftig darzustellen, worauf der Hersteller mit »wis-

42 Vgl. hierzu Beat Bächi: »Rein schweizerisches« Vitamin C aus Basel. Zur Kulturgeschichte einer soziotechnischen Innovation. In: Basler Zeitschrift für Geschichte und Altertumskunde 105 (2005), 79–113, Beat Bächi: Chemiegeschichte als Kulturgeschichte: Ascorbinsäure und die »Abwehrlage« des »Volkswirtschaftskörpers«, 1933–1953. Gesellschaft Deutscher Chemiker. Fachgruppe Geschichte der Chemie, Mitteilungen Nr. 19, Frankfurt am Main 2007, S. 246–256.

43 Bächi [2005, wie Anm. 43], S. 100.

senschaftlichen« Publikationen[44] und Publikumswerbung unablässig hinarbeitete. So wurden Untersuchungen über die leistungssteigernde Wirkung von Vitamin C bei Radfahrern, so genannten »Schwerarbeitern der Landstraße« während der Tour de Suisse von 1939 publiziert. In der von Roche herausgegebenen Zeitschrift »Die Vitamine« erschienen auch Berichte über amerikanische Forschungsergebnisse, wonach eine hohe Vitamin-C-Zufuhr die geistige Leistungsfähigkeit zu steigern vermochte. Von Roche verbreitete Test-Sets zur Messung des Vitamin-C-Status im Urin trugen zusätzlich dazu bei, dass die Einnahme von Ascorbinsäure auch bei augenscheinlich Gesunden das Gewissen beruhigte[45]; so wurde es bald auch Schulkindern prophylaktisch verabreicht.[46] Kriegs- und Nachkriegszeit brachten es im Übrigen mit sich, dass Verfahren zur Leistungssteigerung gerne angenommen wurden, wobei zudem eine stärkere Wissenschaftsgläubigkeit entstanden war. »Ein wesentlicher Grund für die anhaltende Nachfrage nach Ascorbinsäure liegt darin, dass sie als ›Funktionsmittel‹ perfekt in die Leistungsgesellschaft mit ihrem Hang zur Verwissenschaftlichung des Alltags passte.«[47]

Der Zeitgeist in statu nascendi

Wie wichtig es für werblichen Erfolg ist, den »Nerv der Zeit« zu treffen, hatte man bei Roche bereits in den 1920er-Jahren erkannt. In einem internen Schreiben an die Direktion heißt es: »Wirksame Reklame ist […] Anlehnung an den Zeitgeist in statu nascendi oder anders ausgedrückt: Zeitgeist + 5 Minuten Vorsprung«.[48] Auch die übrigen hier vorgestellten Beispiele zeugen vom Erfolg dieses Prinzips, so dürfte Ende des 19. Jahrhunderts der Briefkontakt zu Lydia Pinkham eine seltene und willkommene Gelegenheit für junge Frauen gewesen sein, sich über mehr oder weniger intime Befindlichkeitsstörungen auszutauschen. Manche Geheimmittel bedienten zu Zeiten, in denen auch Karl May (1842–1912) seine Erfolge feierte, erfolgreich die

44 Hervorzuheben ist in diesem Zusammenhang die Zeitschrift »Die Vitamine« des »Wissenschaftlichen Dienstes Roche«, die in einer Auflage von über 40 000 Exemplaren regelmäßig an Ärzte verteilt wurde.

45 Bächi [2005, wie Anm. 43], S. 106f.

46 Bächi [2007, wie Anm. 43], S. 252.

47 Bächi [2005, wie Anm. 43], S. 113.

48 zit. n. Bächi [2005, wie Anm. 43], S. 101.

Sehnsucht nach Fernreisen und exotischen Welten. Dies wirkt noch in den Kolonialmotiven Bullrichs nach, während das Liederbuch als auflagenstarkes Werbemittel die Intensität widerspiegelt, mit der in der ersten Hälfte des 20. Jahrhunderts Chorgesang betrieben wurde. Dazu passt die Tatsache, dass die »Slogans« vor dem Zweiten Weltkrieg auffallend häufig in Versform verfasst waren.

Viele erfolgreich vermarktete Produkte aus dieser Zeit erlebten buchstäblich eine Personalisierung, indem sie schon im Namen mit tatsächlichen oder fiktiven Personen und deren Lebensgeschichten in Beziehung gebracht wurden. Auswüchse des Geheimmittelwesens zeigen zudem, dass bei geschickter Werbung die eigentlichen Produkteigenschaften in den Hintergrund treten können. Umso wichtiger war und ist es für Fachleute, der Werbelyrik, wo nötig, mit Sachargumenten korrigierend entgegenzuwirken, worauf im Arzneimittelbereich ja schon die Werbung selbst verpflichtend hinweist: »Zu Risiken und Nebenwirkungen fragen Sie Ihren Arzt oder Apotheker«.[49]

49 Anders verhält es sich indes im Bereich der so genannten »Nahrungsergänzungsmittel«, die nicht Gegenstand dieser Betrachtung sind. Es darf allerdings vermutet werden, dass viele der historisch verbürgten Werbestrategien in diesem Segment bis heute fortbestehen.

Christoph Friedrich, Marburg

THALIDOMID – AUFSTIEG, ABSTURZ UND NEUE PERSPEKTIVEN

Margit Hudelmaier, die Vorsitzende des Bundesverbands der Contergangeschädigten, berichtete 2001 in einem Interview:

> »Meine Mutter hat eine einzige Tablette Contergan genommen. Sie konnte während der Schwangerschaft nicht gut schlafen. Als sie das Mittel genommen hatte, schlief sie zwei Tage lang durch […]: Die Hebamme soll meiner Mutter gesagt haben: Du hast ein gesundes Kind, aber es hat keine Arme. Ich kam dann in ein Krankenhaus, aber meine Mutter wollte mich bei sich haben und holte mich schon nach wenigen Tagen wieder ab. Erst nach einiger Zeit kam der Kinderarzt und fragte meine Mutter, ob sie während der Schwangerschaft Medikamente genommen habe. Sie dachte gar nicht mehr an das Schlafmittel. Mein älterer Bruder aber erinnerte sich an diese eine Tablette. Daraufhin durchsuchte sie das Haus nach dem Röhrchen. Und es stellte sich tatsächlich heraus: Sie hatte Contergan genommen.«[1]

Diese Ausführungen erinnern an den Absturz, also das Ende der Karriere eines hochgelobten und geschätzten Arzneimittels, zugleich aber auch an eine der schwersten Arzneimittelkatastrophen des 20. Jahrhunderts. Zum Conterganfall existiert eine Fülle von Literatur,[2] die nicht selten die Emotionen, die das Schicksal der Opfer hervorruft, erkennen lässt. In der Pharmaziegeschichte ist dieses Thema dagegen zunächst

1 Interview mit der Vorsitzenden des Bundesverbands der Contergangeschädigten Margit Hudelmaier 2001 im Internet.

2 Vgl. hierzu Dagmar Wenzel / Karl-Heinz Wenzel: Der Contergan-Prozeß. Verursachte Thalidomid Nervenschäden und Mißbildungen? Bericht und Protokollauszüge vom 1.–283. Verhandlungstag. 6 Bde. Bensheim / Auerbach 1968–1976; Catia Monser: Contergan / Thalidomid: Ein Unglück kommt selten allein. Düsseldorf 1993; Henning Sjöström / Robert Nilsson: Contergan oder die Macht der Arzneimittelkonzerne. [Ost-]Berlin 1975; Johann Braun: Das Contergan-Urteil des BGH. In: Juristische Schulung 16 (1976), S. 788–793; Phillip Knightley / Harald Evans / Elaine Potter / Marjorie Wallace: Suffer the Children – The Story of Thalidomide. London 1979; Christian Beyer: Grenzen der Arzneimittelhaftung dargestellt am Beispiel des Contergan-Falles. München 1989 (Rechtswissenschaftliche Forschung und Entwicklung, 183); Gero Gemballa: Der dreifache Skandal. 30 Jahre nach Contergan. Hamburg 1993.

nicht thematisiert worden,[3] insofern konnte meine Doktorandin Beate Kirk hier Neuland betreten,[4] vor allem auch in methodischer Hinsicht: Die Freigabe der Prozess-Akten, die sich im Bundesarchiv Koblenz und dem Nordrhein-Westfälischen Hauptstaatsarchiv (Zweigarchiv Schloss Kalkum) befinden, erlaubte ihr nach dreißigjähriger Sperrfrist eine minutiöse Rekonstruktion der Vorgänge.[5] Die Befragung von Zeitzeugen wie des 1995 verstorbenen Mediziners Widukind Lenz (1919–1995),[6] der als Sachverständiger im Contergan-Prozess auftrat, gestattete eine sachliche Bewertung der damaligen Ereignisse und zwar relativ frei von Emotionen und Polemik.

Aufstieg eines beliebten Schlafmittels

Der Arzneistoff Thalidomid (N-Phthalylglutaminsäureimid) (Abb. 1) war in der 1946 gegründeten Fa. Chemie Grünenthal[7] 1954 von dem Apotheker Wilhelm Kunz und dem Pharmakologen Herbert Keller entwickelt worden[8] (Abb. 2) und gelangte im Oktober 1957 unter dem Namen Contergan in den Handel. Contergan, eine kleine Packung mit 30 Tabletten zu 3,90 DM, wurde ab 1. Oktober 1957 in den Apotheken rezeptfrei verkauft. Die Herstellungsfirma empfahl das Medikament bei Nervosität, leichter sexueller Erregbarkeit der Frau, klimakterischen Beschwerden, Schlafstörungen, Affektlabilität, Angst und Kontaktschwäche.[9] Thalidomid war auch

3 Lediglich Ute Stapel hat Thalidomid im Zusammenhang mit der Geschichte des Arzneimittelgesetzes von 1976 erwähnt, s. Ute Stapel: Die Arzneimittelgesetze 1961 und 1976. Stuttgart 1988 (Quellen und Studien zur Geschichte der Pharmazie, 43). S. 261–274.

4 Beate Kirk: Der Contergan-Fall: eine unvermeidbare Arzneimittelkatastrophe? Zur Geschichte des Arzneistoffs Thalidomid. Stuttgart 1999 (Greifswalder Schriften zur Geschichte der Pharmazie und Sozialpharmazie, 1).

5 Die einzelnen Akten sind angegeben bei Kirk [wie Anm. 4], 268–270.

6 Zur Biografie von Widukind Lenz s. Kirk [wie Anm. 4], 251. Beate Kirk interviewte Lenz am 9.6.1994.

7 Zur Geschichte der Firma Grünenthal vgl. Die Waage 35 (1996), 45–88.

8 W[ilhelm] Kunz / H[erbert] Keller / H[einrich] Mückter: N-Phthalyl-glutamin-säure-imid. Experimentelle Untersuchungen an einem neuen synthetischen Produkt mit sedativen Eigenschaften. In: Arzneimittelforschung 6 (1956), 426–430.

9 Vgl. Privatarchiv Dr. J. P. Havertz: Anklageschrift des leitenden Oberstaatsanwaltes beim Landgericht Aachen, 4 Js 987/61, Bd. 1.

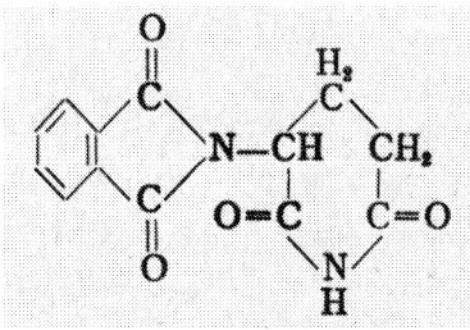

Abb. 1: Formel des Thalidomids

in einigen Kombinationspräparaten zur Schmerz- und Hustenbehandlung enthalten.[10]

Contergan selbst avancierte schnell zum beliebtesten Schlafmittel der Bundesbürger, nicht zuletzt auch dank einer gezielten Werbung mit der vermeintlichen »Atoxizität« und »Unschädlichkeit« des Arzneistoffes (Abb. 3), der auch deshalb als besonders sicher galt, da Suizide mit ihm praktisch ausgeschlossen waren.[11] Der Gesamtumsatz des Schlaf- und Beruhigungsmittels Contergan betrug während der vierjährigen Vertriebsphase von Oktober 1957 bis November 1961 24 Millionen DM und eroberte damit einen Anteil von 46 Prozent des barbituratfreien Schlafmittelmarktes.[12]

Contergan war indes nicht frei von Nebenwirkungen, sondern schädigte die Nerven und beeinflusste die Entwicklung des Embryos. Je nach dem Zeitpunkt der Einnahme störte es die Ausbildung der Extremitäten, des Schädels oder der inneren Organe.

Wenn lebenswichtige Organe betroffen waren, starb der Embryo ab, hemmte Thalidomid jedoch nur die Entwicklung der Extremitäten, kamen fehlgebildete Kinder zur Welt. Bei der chemischen Synthese von Thalidomid entsteht ein Racemat; jedoch ist nur die R-Form ein wirksames Schlafmittel. Zeitweise ging man davon aus, dass nur die S-Form bei Einnahme während der Schwangerschaft zu Missbildungen der Föten führt, speziell zwischen dem 35. und 50. Tag post menstruationem.[13]

10 So etwa in Grippex oder Algosediv, siehe weitere Präparate bei Kirk [wie Anm. 4], 55 und Anhang 1, 241f.

11 1960 wurde über einen Selbstmordversuch mit 144 Tabletten Contergan, der ohne bleibende Schäden verlief, berichtet, s. G. Neuhaus / K. Ibe: Klinische Beobachtungen über einen Suicidversuch mit 144 Tabletten Contergan-forte (N-Phtalyl-glutaminsäureimid). In: Medizinische Klinik 55 (1960), 544f.

12 Anklageschrift I [wie Anm. 9] sowie Kirk [wie Anm. 4], 57, die diese Angaben in einer Tabelle zusammenfasst.

13 G. Blaschke / H. P. Kraft / K. Fikentscher / F. Köhler: Chromatographische Racemattrennung von Thalidomid und teratogene Wirkung der Enantiomere. In: Arzneimittelforschung 29 (1979), 1640–1642. Die S- und R-Form waren jedoch ineinander umwandelbar, vgl. dazu Tommy Eriksson / Sven Björkman / Bodil Roth u.a.: Stereospecific determination, chiral inversion in vitro and pharmacokinetics in humans of the enantiomers of thalidomide. In: Chirality 7 (1995), 44–52.

Aus den Forschungslaboratorien der Chemie Grünenthal G.m.b.H., Stolberg/Rhld.;
Leiter: Dipl.-Chem. Dr. med. H. Mückter

N-Phthalyl-glutaminsäure-imid

Experimentelle Untersuchungen an einem neuen synthetischen Produkt mit sedativen Eigenschaften

Von Dr. W. Kunz, Priv.-Doz. Dr. Dr. H. Keller und Dr. H. Mückter

Im Laufe der letzten 50 Jahre wurden dem Arzt eine große Zahl von Verbindungen mit „schlafmachender" Wirkung zur Verfügung gestellt. Es hat sich jedoch im wesentlichen nur die Gruppe der Barbitursäure-Derivate einen festen Platz in der Therapie sichern können. Offenbar genügen aber auch die zahlreichen barbiturathaltigen Sedativa und Hypnotica in mehrfacher Hinsicht nicht den therapeutischen Anforderungen, bemüht man sich doch in jüngster Zeit — in den USA z. B. — wieder, das Chloralhydrat und Amylenhydrat in die Therapie einzuführen. Diese in der Anwendung unangenehmen Substanzen, deren Nebenwirkungen, besonders bei chronischer Anwendung, nicht unerheblich sind, wieder in den Arzneischatz aufzunehmen, bedeutet, daß es angesichts des ständig steigenden Schlafmittelkonsums offenbar zu einer Notwendigkeit wird, wirksame Medikamente zu besitzen, welche durch die Vorzüge der Barbiturate, aber das Fehlen unerwünschter Nebenwirkungen gekennzeichnet sind, In neuerer Zeit haben nun 2 Körperklassen als in dieser Hinsicht therapeutisch wirksame Substanzen besondere Beachtung gefunden: Die ungesättigten tertiären Alkohole und die Derivate des Piperidins.

Bei eigenen Arbeiten zur Darstellung von Peptiden wurden 2,6-Dioxo-3-amino-piperidine synthetisiert. Ihre konstitutionelle Eigentümlichkeit gab uns Anlaß, eine Anzahl derartiger Verbindungen aufzubauen und auf ihre Wirksamkeit im Tierexperiment zu prüfen. Aus einer ganzen Reihe von Substanzen erwies sich das N-Phthalyl-glutaminsäure-imid (K 17)*) als pharmakologisch besonders interessant.

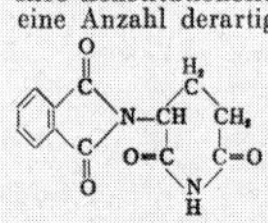

Die anschließend beschriebenen eigentümlichen zentraldämpfenden Effekte der Substanz in Verbindung mit ihrer auffallenden Ungiftigkeit veranlaßten uns, sie eingehend zu prüfen.

Chemie

Es handelt sich um eine nadelförmig kristallisierende, schneeweiße Substanz vom Schmelzpunkt + 271° (unkorr.). Die Substanz ist schlecht löslich in Wasser, Methanol, Aethanol, Aceton, Essigester, Butylacetat und Eisessig, während sie in Dioxan, Dimethylformamid und Pyridin recht gut löslich ist. Unlöslich ist sie in Äther, Chloroform und Benzol.

*) Die unter der Prüfbezeichnung K 17 geführte Substanz erscheint im Handel unter dem Warenzeichen Contergan (25 mg) und Contergan forte (100 mg). Hersteller: Chemie Grünenthal GmbH., Stolberg i. Rheinland.

Abb. 2: Publikation über das neue Schlafmittel Thalidomid

Bereits im Oktober 1959 hatte ein Neurologe auf die Gefahr von Nervenschädigungen infolge einer Langzeitmedikation mit Contergan hingewiesen.[14]

Ab Sommer 1960 wurde an einigen westdeutschen Universitätskliniken die Neurotoxizität des Arzneistoffes Thalidomid bestätigt. Neurologen berichteten 1960 auf mehreren Kongressen über das Auftreten von teilweise irreversiblen Polyneuritiden nach längerer Thalidomideinnahme. Die Forschungsabteilung der Fa. Grünenthal bemühte sich seit dem Frühjahr 1960 – allerdings ohne Erfolg – um die Reproduktion der Nervenschädigungen im Tierversuch.

Die Firmenvertretungen in den verschiedenen Bundesländern erhielten indes den Auftrag, alles zu tun, um die Verschreibungsfreiheit der Thalidomidpräparate zu sichern. So hieß es in einem Schreiben:

> »Unseren Zuhörern gegenüber müssen wir immer wieder die nicht vorhandene Toxizität vor Augen führen […]. Vor allen Dingen in der freien Praxis müssen wir uns klar darüber sein, daß ein so rasches Anwachsen des Umsatzes bei einem Schlafmittel zu Bedenken bei Ärzten und Apothekern führen kann. Nicht alle aus diesen Abnehmerkreisen können ihre ethische Einstellung in ›marktwirtschaftlichen Grenzen‹ halten. Es wird sicher verantwortungs-

14 Zeugenaussage R. Voss, in: Anklageschrift I [wie Anm. 9], 74f.

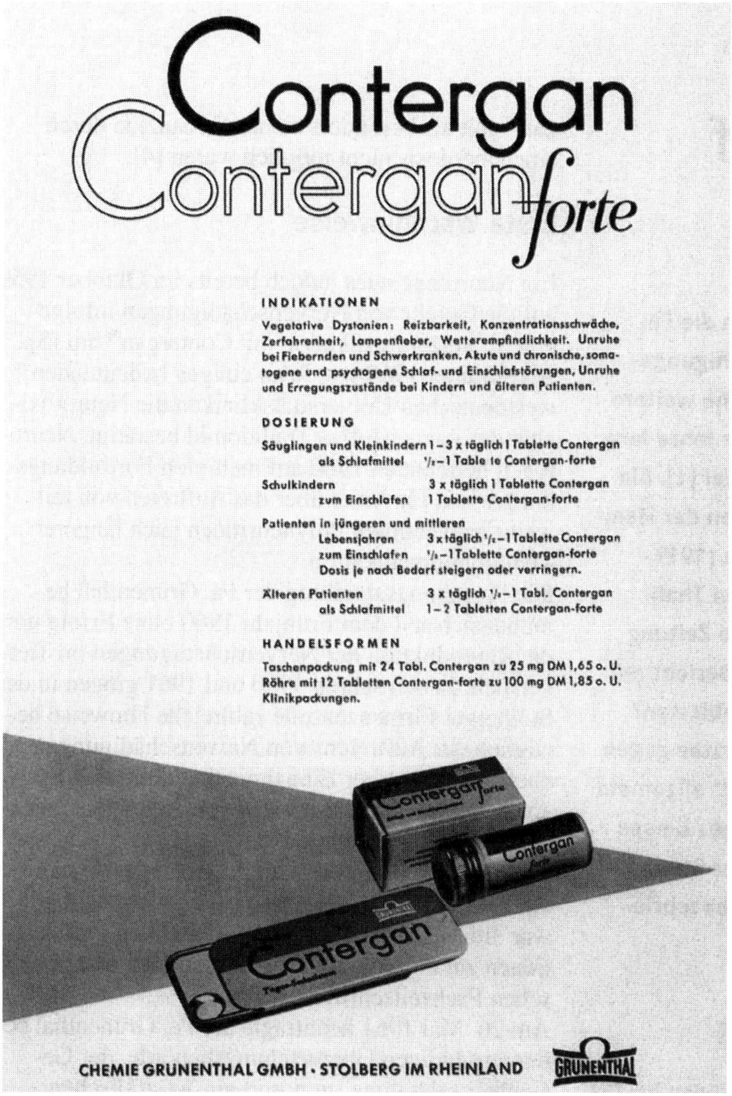
Contergan
Contergan forte
INDIKATIONEN
Vegetative Dystonien: Reizbarkeit, Konzentrationsschwäche, Zerfahrenheit, Lampenfieber, Wetterempfindlichkeit. Unruhe bei Fiebernden und Schwerkranken. Akute und chronische, somatogene und psychogene Schlaf- und Einschlafstörungen, Unruhe und Erregungszustände bei Kindern und älteren Patienten.
DOSIERUNG
Säuglingen und Kleinkindern 1–3 x täglich 1 Tablette Contergan
als Schlafmittel 1/2–1 Tablette Contergan-forte
Schulkindern 3 x täglich 1 Tablette Contergan
zum Einschlafen 1 Tablette Contergan-forte
Patienten in jüngeren und mittleren
Lebensjahren 3 x täglich 1/2–1 Tablette Contergan
zum Einschlafen 1/2–1 Tablette Contergan-forte
Dosis je nach Bedarf steigern oder verringern.
Älteren Patienten 3 x täglich 1/2–1 Tabl. Contergan
als Schlafmittel 1–2 Tabletten Contergan-forte
HANDELSFORMEN
Taschenpackung mit 24 Tabl. Contergan zu 25 mg DM 1,65 o. U.
Röhre mit 12 Tabletten Contergan-forte zu 100 mg DM 1,85 o. U.
Klinikpackungen.
CHEMIE GRUNENTHAL GMBH · STOLBERG IM RHEINLAND
GRUNENTHAL

Abb. 3: Werbeprospekt für Contergan und Contergan forte

bewußte Ärzte geben, die angesichts einer solchen Entwicklung doch von einer Sucht sprechen […]. Im übrigen empfiehlt es sich, bei solchen Gesprächen doch die Frage der Wirtschaftlichkeit mit ins Gespräch zu ziehen, wobei man dem Arzt doch klarmachen kann, daß ein so harmloses Schlafmittel rezeptfrei mit Rücksicht darauf bleiben sollte als seine Verschreibung seinen Regelbetrag (gegenüber den Krankenkassen) belastete.«[15]

Die Verhinderung der Rezeptpflicht für die Thalidomidpräparate (Abb. 4) erschien einigen Mitarbeitern des Arzneimittelunternehmens angesichts der Tatsache, dass mehr als die Hälfte des Umsatzes des Präparates Contergan über den Handverkauf zustande kam, als besonders dringlich. Erst am 26. Mai 1961 beantragte die Fa. Grünenthal unter dem Druck der Ereignisse bei der zuständigen Überwachungsbehörde, der Gesundheitsabteilung im nordrhein-westfälischen Innenministerium, die Rezeptpflicht.[16]

Thalidomid war ab 1. August 1961 zunächst aber nur in einigen Bundesländern, in Nordrhein-Westfalen, Hessen und Baden-Württemberg, verschreibungspflichtig.[17]

Die Entdeckung der Teratogenität

Phokomelien, also Missbildungen, bei denen die Gliedmaßen unmittelbar am Rumpf ansetzen, waren schon viele Jahrhunderte bekannt und in der Literatur geschildert worden, teilweise sogar mit Abbildungen wie der des kleinen Pepin (1775) und des armlosen Malers Cäsar Duconet im 19. Jahrhundert.[18] 1959 beschrieb der Gynäkologe Arnulf Weidenbach den Fall einer totalen Phokomelie, hob jedoch zugleich die Besonderheit dieser Missbildungsart hervor, die bis zu diesem

15 Schreiben eines leitenden Angestellten vom 15.5.1960 an den Leiter des Verkaufsbüros in Essen, in: Anklageschrift I [wie Anm. 9], 82, vgl. Kirk [wie Anm. 4], 61.

16 Anklageschrift I [wie Anm. 9], 258.

17 Anklageschrift I [wie Anm. 9], 299, vgl. Kirk [wie Anm. 4], 78.

18 Vgl. dazu Dieter Wessinghage: Die bildliche Darstellung menschlicher Fehlbildungen in der Geschichte. In: Die Contergankatastrophe – Eine Bilanz nach 40 Jahren. Hrsg. von L. Zichner / M. A. Rauschmann / K.-D. Thomann. Darmstadt 2005, S. 63–72 (Jahrbuch des Deutschen Orthopädischen Geschichts- und Forschungsmuseums, 6).

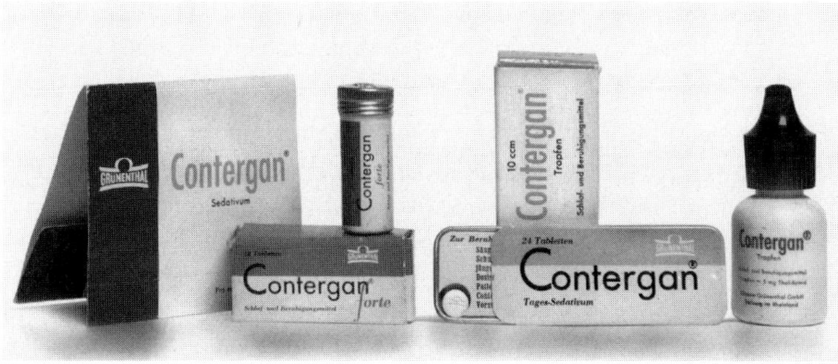

Abb. 4: Packungen von Conterganpräparaten

Zeitpunkt nur selten vorgekommen war.[19] Vor allem wegen des ungewöhnlichen Erscheinungsbildes wurde vereinzelt bereits 1959 über die Zunahme solcher Fehlbildungen diskutiert. In den Jahren 1960 und 1961, als mit zunehmenden Verkaufszahlen der Thalidomidpräparate auch die Anzahl der Kinder mit den typischen Fehlbildungen stark anstieg, nahmen einige Wissenschaftler die Suche nach der Ursache auf.[20]

Die Diskussionen über die Zunahme von Missbildungen wurden staatlicherseits zunächst jedoch nicht sehr ernst genommen, da kurz zuvor über genetische Schädigungen durch Atombombenversuche diskutiert worden war. 1958 war ein Buch des Bayreuther Kinderarztes Dr. Karl Beck mit dem Titel »Mißbildungen und Atombombenversuche« erschienen, in dem dieser nachweisen zu können glaubte, dass die Anzahl der missgebildeten Kinder sich im vorangegangenen Jahr im Vergleich zur Vergangenheit verdreifacht habe. Als Ursache wurden die dreizehn Atombombenversuche, die zwischen Juni und Oktober 1956 durchgeführt worden waren, angesehen.[21] In der Schwäbischen Landeszeitung vom 10. Mai 1958 hieß es dazu:

19 A[rnulf] Weidenbach: Totale Phokomelie. In: Zentralblatt für Gynäkologie 81 (1959), 2048–2052.

20 Kirk [wie Anm. 4], 142f.

21 K[arl] F. A. Beck: Mißbildungen und Atombombenversuche. Ulm 1958.

»Immer wenn Atombomben explodieren, wurden kurz darauf im Bereich der fränkischen Klinik Embryos geschädigt, um 7 bis 8 Monate später als missgebildete Kinder geboren zu werden!«[22]

Die These von Beck schlug hohe Wellen, und am 14. Mai 1958 ersuchte der Fraktionsvorsitzende der FDP, Erich Mende, die Bundesregierung, feststellen zu lassen, ob die Anzahl der Missgeburten (Lebend- und Totgeburten) seit 1950 zugenommen habe und ob ein Zusammenhang mit der Einwirkung radioaktiver Strahlung bestünde.[23] Um die Frauen nicht zu beunruhigen, war die Anfrage nicht im Plenum gestellt worden. Eine Erhebung in elf Bundesländern ergab aber, dass eine Zunahme der Missbildungen nicht festgestellt werden könne und dass radioaktive Strahlung als Ursache für die seit 1950 bekannt gewordenen Missbildungen nicht in Frage käme.[24] Angesichts dieses eindeutigen Ergebnisses wurde das Thema im Parlament später nicht mehr diskutiert.

Der Abstieg

Mit Untersuchungen über die Zunahme der Kindesfehlbildungen befassten sich Mediziner der Universitäten Münster, Bonn, Marburg und Kiel, darunter auch Widukind Lenz (Abb. 5).[25] Letzterer war im

22 O. A.: Zum Schutz der Ungeborenen. In: Schwäbische Landeszeitung vom 10.5.1958, vgl. auch Klaus-Dieter Thomann: Die Contergan-Epidemie. Ein Beispiel für das Versagen von Staat, Ärzteschaft und Wissenschaft? In: Die Contergankatastrophe – Eine Bilanz nach 40 Jahren. Hrsg. von L. Zichner / M. A. Rauschmann / K.-D. Thomann. Darmstadt 2005. S. 13–31, hier 16 (Jahrbuch des Deutschen Orthopädischen Geschichts- und Forschungsmuseums, 6).

23 Antrag der Fraktion der FDP betr. Zunahme von Missgeburten. Deutscher Bundestag, 3. Wahlperiode, Drucksache 386, vgl. auch Thomann [wie Anm. 22], 17.

24 Deutscher Bundestag, 3. Wahlperiode, Drucksache 954: Bericht über die Häufigkeit und die Ursachen von Mißgeburten in der Bundesrepublik Deutschland seit 1950, vgl. auch Thomann [wie Anm. 22], 22.

25 Mit Untersuchungen über die Zunahme der Kindesfehlbildungen befassten sich: Prof. Wilhelm Kosenow und Dr. Rudolf Artur Pfeiffer von der Kinderklinik der Universität Münster, Dr. Widukind Lenz in Hamburg, die Orthopäden Prof. Gerhard Exner und Dr. Hans Wegerle von der Universitätsklinik Marburg, der Humangenetiker Prof. Heinz Weicker in Bonn sowie Prof. Hans-

Juni 1961 darauf aufmerksam gemacht worden, dass sich die Fälle von Gliedmaßenfehlbildungen bei Neugeborenen häuften.

Rechtsanwalt Karl-Hermann Schulte-Hillen[26] erbat seine Hilfe, um den Grund für die Fehlbildung seines Sohnes festzustellen. Schulte-Hillen berichtete über weitere ihm bekannt gewordene Fälle in der Umgebung seines Heimatortes Menden. Lenz erfuhr, dass bereits mit Unterstützung der Mendener Gesundheitsbehörde die Anzahl der Kindesfehlbildungen festgestellt wurde[27] und begann daraufhin mit der Durchsicht der Geburtsbücher zweier großer Hamburger Entbindungskliniken der Jahrgänge 1960 und 1961. Wie anhand der Vergleichszahlen für die Jahre 1930 bis 1958 nachgewiesen werden konnte, hatten auch in Hamburg die Fälle von Gliedmaßenfehlbildungen zugenommen.[28] Ein erster schriftlicher Bericht über ein Ansteigen der Zahl der Kinder mit den charakteristischen Gliedmaßenfehlbildungen erschien im September 1961: Prof. Dr. Hans-Rudolf Wiedemann, Direktor der Städtischen Kinderklinik in Krefeld, beschrieb dreizehn Fälle von Gliedmaßenfehlbildungen, die er in den letzten zehn Monaten in seiner Klinik beobachtet hatte. Die Durchsicht des Diagnosenregisters und des Krankenblattarchivs ergab, dass diese Missbildungsart dagegen in den vorangegangenen Jahren kaum vorgekommen war. Wiedemann zog auch bei anderen Kliniken Erkundungen ein und erhielt aus der gesamten Bundesrepublik Berichte über weitere Fälle von Extremitätenfehlbildungen.[29]

Im Herbst 1961 konzentrierte sich die Suche einiger Forscher, mit denen Lenz in Kontakt stand, bereits auf die »*Annahme eines toxischen, höchstwahrscheinlich oral aufgenommenen Faktors*«. Sie zogen Detergenzien im Spülmittel, ins Trinkwasser gelangte Insektizide, Nah-

Rudolf Wiedemann, der inzwischen an die Kieler Universitätskinderklinik gewechselt war, vgl. dazu Kirk [wie Anm. 4], 142–146.

26 Schulte-Hillen war später maßgeblich an der Gründung des Verbandes der Eltern thalidomidgeschädigter Kinder beteiligt und zugleich einer der Vertreter der Nebenklage, s. Kirk [wie Anm. 4], 86–95.

27 W[idukind] Lenz: Thalidomide Embryopathy in Germany, 1959–1961. In: Prevention of Physical and Mental Congenital Defects, Part C: Basic and Medical Science, Education, and Future Strategies, New York 1985. S. 77–83.

28 Kirk [wie Anm. 4], 152f.

29 Hans-Rudolf Wiedemann: Hinweis auf eine derzeitige Häufung hypo- und aplastischer Fehlbildungen der Gliedmaßen. In: Die Medizinische Welt 12 (1961), 1863–1866.

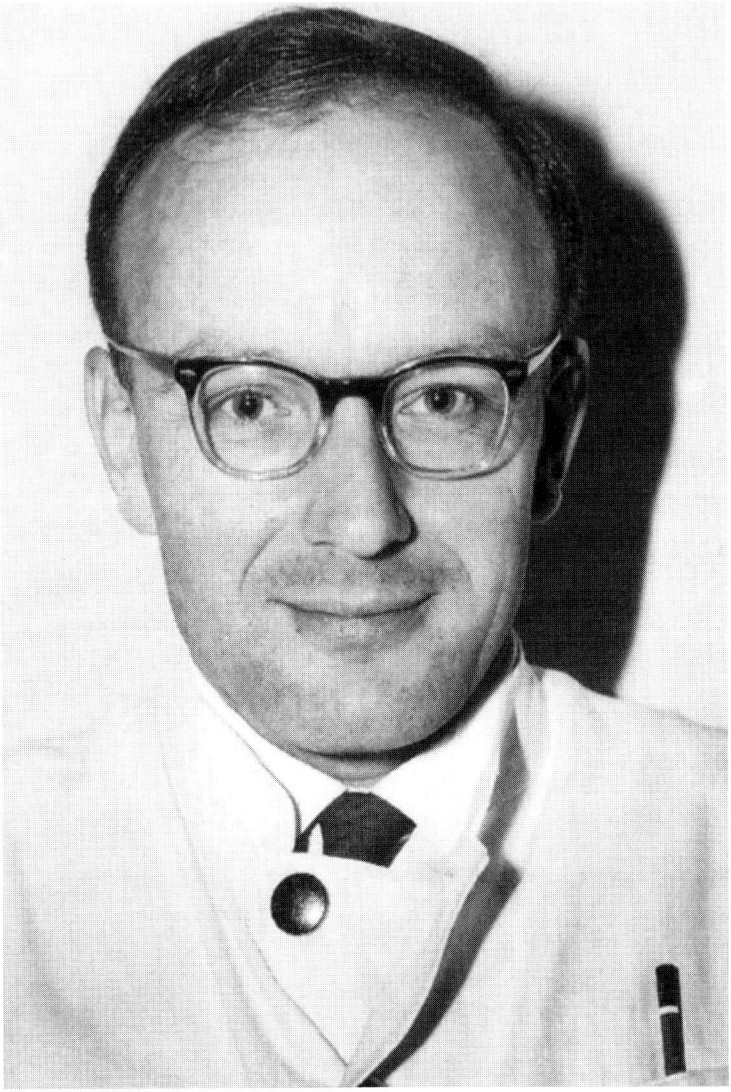

Abb. 5: Der Kinderarzt und Humangenetiker Widukind Lenz (1919–1995)

rungsmittelzusätze und auch Arzneimittel in Betracht.[30] Bei seinen retrospektiven Untersuchungen, das heißt der Befragung betroffener Mütter über Ernährungsweise, Lebensumstände und Arzneimitteleinnahme während der Schwangerschaft, fiel Lenz Anfang November 1961 auf, dass mehrmals die Einnahme von Contergan-Tabletten in den ersten Schwangerschaftsmonaten angegeben worden war. Er erkundigte sich daraufhin gezielt nach einer Arzneimitteleinnahme während der Frühschwangerschaft und inspizierte, sofern man es ihm erlaubte, die Hausapotheken.[31]

Am 10. November 1961 interviewte Lenz zum zweiten Mal die Ehefrau eines Arztes, die während ihrer gesamten Schwangerschaftsdauer regelmäßig Contergan forte eingenommen und im Herbst 1959 in der Praxis ihres Mannes mit einer Ärztebesucherin der Firma Grünenthal über ihre Schlafstörungen gesprochen hatte. Von der Firmenvertreterin war ihr jedoch versichert worden, dass Contergan »völlig unschädlich« sei, weshalb die Arztgattin dieses Arzneimittel auch während ihrer späteren Schwangerschaft einnahm. Die im Dezember 1960 geborene Tochter verstarb infolge ihrer Fehlbildungen kurz nach der Geburt, und nur wenig später traten bei der Ehefrau des Arztes erstmals polyneuritische Beschwerden auf. Nachdem die Vertreterin von Grünenthal im Frühjahr 1961 darauf hingewiesen hatte, dass es bei langfristiger Einnahme von Contergan und Contergan forte gelegentlich zu Nervenschädigungen kommen könne, vermutete die Arztgattin einen Zusammenhang zwischen ihrer häufigen Schlafmitteleinnahme während der Schwangerschaft und den Fehlbildungen ihrer verstorbenen Tochter; ihr Ehemann hielt dies jedoch damals noch immer für abwegig. Lenz hatte die Vermutung im Sommer 1961 gleichfalls noch für unwahrscheinlich gehalten, jedoch damals notiert.[32]

Am 12. November 1961 führte er ein Gespräch mit den Eltern eines Jungen, der im Juli 1960 wegen schwerer Fehlbildungen in die Hamburger Universitätskinderklinik aufgenommen worden war, in

30 Klaus Knapp / Widukind Lenz: Untersuchungen über Contergan in der Ätiologie der Mißbildungen. In: Methodik der Information in der Medizin 2 (1963), Heft 2, 49–51.

31 Kirk [wie Anm. 4], 153.

32 W[idukind] Lenz: Die Thalidomid-Embryopathie. Persönliche Begegnungen mit dem Problem. In: Dieter Buck-Gramcko. Eine Festschrift zum 65. Geburtstag. Hrsg. von Niels Benatar / Reimer Hoffmann / Peter Brüser. Erlangen 1992. S. 259–276, hier 268.

der Lenz als Kinderarzt beschäftigt war. Die Eltern des mittlerweile verstorbenen Kindes erzählten Lenz, sie hätten durch einen Artikel in der Zeitschrift »Der Spiegel« im August 1961 erfahren, dass Contergan zu Nervenschäden führen könne und das Arzneimittel somit eine schädliche Wirkung besäße. Da die Ehefrau zu Beginn ihrer Schwangerschaft jeden Abend eine halbe oder eine ganze Tablette Contergan forte eingenommen hatte, müsste dies die Ursache der Fehlbildungen ihres Sohnes gewesen sein.[33]

Lenz berichtete am 13. November 1961 auf der morgendlichen Ärztebesprechung in der Universitätskinderklinik Hamburg über seine Analysen. Der Direktor der Kinderklinik, Prof. Dr. Karl-Heinz Schäfer (1911–1985), ordnete weitere Erhebungen an, und Lenz und sein Kollege Dr. Klaus Knapp suchten innerhalb der nächsten Tage betroffene Familien auf und fragten gezielt, welche Arzneimittel in der Frühschwangerschaft eingenommen worden waren. Bereits zwei Tage später kannte Lenz vierzehn derartige Fälle, bei denen die Mutter eines mit Gliedmaßenfehlbildungen geborenen Kindes in der Frühschwangerschaft mit Sicherheit oder mit großer Wahrscheinlichkeit Contergan angewendet hatte; Kontrollbefragungen bei Müttern gesunder Kinder ergaben hingegen, dass diese Frauen das Arzneimittel nicht eingenommen hatten.[34]

Lenz hielt daher einen ursächlichen Zusammenhang zwischen Conterganeinnahme während der Frühschwangerschaft und den Kindesfehlbildungen für sehr wahrscheinlich und teilte dies am 15. November 1961 dem Forschungsleiter der Firma Grünenthal telefonisch mit. Da das Arzneimittelunternehmen jedoch nicht zur Rücknahme der Thalidomidpräparate vom Markt bereit war, warnte Lenz am 19. November 1961 auf der Düsseldorfer Tagung der Rheinisch-westfälischen Kinderärztevereinigung vor einem *»weitverbreiteten Medikament«*.[35] Zu diesem Zeitpunkt war sich Lenz zwar darüber im

33 Ebenda.

34 Lenz [wie Anm. 32]; Lenz [wie Anm. 27], 77; W[idukind] Lenz: The Thalidomide Hypothesis: How it was found and tested. In: Epidemiological Concepts in Clinical Pharmacology. Hrsg. von H. Kewitz / I. Roots / K. Voigt. Berlin / Heidelberg 1987. S. 3–10; W[idukind] Lenz: A Short History of Thalidomide Embryopathy. In: Teratology 38 (1988), 203–215; W[idukind] Lenz: A Personal Perspective on the Thalidomide Tragedy. In: Teratology 46 (1992), 417–418; und Kirk [wie Anm. 4], 154.

35 Zeugenaussage Lenz vom 5.3.1963. In: Nordrhein-westfälisches Hauptstaatsarchiv, Zweigarchiv Schloss Kalkum Gerichte Rep. 139/171 Zeugenaussagen.

Klaren, dass sein Material strengen wissenschaftlichen Ansprüchen noch nicht genügte:

> »Ein ätiologischer Zusammenhang zwischen der Aufnahme der Substanz und den Fehlbildungen ist durch nichts bewiesen. Vom wissenschaftlichen Gesichtspunkt aus wäre es daher verfrüht, darüber zu sprechen. Ein Zusammenhang ist aber denkbar. Als Mensch und Staatsbürger kann ich es daher nicht verantworten, meine Beobachtungen zu verschweigen.«[36]

Unter dem Druck der Öffentlichkeit nahm die Firma Grünenthal schließlich am 27. November 1961 alle Thalidomidpräparate vom Arzneimittelmarkt. Doch auch nach der Rücknahme wendeten werdende Mütter Thalidomidpräparate während des zweiten Schwangerschaftsmonats weiter an. Hierbei handelte es sich um Arzneimittel, die bereits in Hausapotheken gelangt waren bzw. um Kombinationspräparate, denn vielen Frauen war nicht bekannt, dass nicht nur Contergan und Contergan forte, sondern auch thalidomidhaltige Präparate wie Grippex und Algosediv, zu Fehlbildungen führen konnten. In der Bundesrepublik wurden daher noch insgesamt 81 geschädigte Kinder geboren, obwohl Contergan längst vom Markt genommen worden war.[37] Dies spiegelt auch die Bilanz dieser Arzneimittelkatastrophe wider: 1958 wurden 24 geschädigte Kinder geboren, die Zahl nahm dann bis 1961 auf 1515 zu. In Deutschland wurden insgesamt ca. 5000 Kinder mit Conterganschäden geboren, bis heute sind 2600 Menschen betroffen.[38]

Zulassungsbestrebungen in den USA

In den USA wurden Thalidomidpräparate hingegen nicht zugelassen. Während es in der Bundesrepublik Deutschland bis 1961 dem Arzneimittelhersteller überlassen blieb, ob und mit welchen Methoden er die von ihm produzierten Arzneimittel vor der Markteinführung

36 Wortlaut der Diskussionsbemerkung von PD Dr. Widukind Lenz anlässlich der Rheinisch-westfälischen Kinderärztetagung in Düsseldorf am 19.11.1961. In: Kirk [wie Anm. 4], 254.

37 Im englischen Original spricht Lenz von »avoidable cases«, s. Lenz 1988 [wie Anm. 34], 205; vgl. auch Christoph Friedrich: Contergan – zur Geschichte einer Arzneimittelkatastrophe. In: Zichner / Rauschmann / Thomann [wie Anm. 22], 3–12, hier 9.

38 Kirk [wie Anm. 4], 9 und 45.

prüfte,[39] war in den USA aufgrund des Food, Drug and Cosmetic Act von 1938 für den Vertrieb eine Zulassung durch die Food and Drug Administration (FDA) erforderlich, die nur erteilt werden konnte, wenn der Arzneimittelhersteller die Sicherheit des neuen Arzneimittels nachwies.[40]

Thalidomidhaltige Arzneimittel gelangten daher in den USA nicht in den Handel, obwohl ein Lizenzpartner von Grünenthal, die Firma Richardson-Merrell, ein klinisches Erprobungsprogramm für Thalidomid eingeleitet hatte.[41] Im September 1960 beantragte die Firma die Zulassung von Thalidomid für den Vertrieb in den USA. Nach Ansicht der zuständigen Sachbearbeiterin, der Ärztin Frances Oldham Kelsey (geb. 1914), waren jedoch grundlegende Sicherheitskriterien nicht erfüllt; Kelsey beanstandete zunächst das Fehlen von chronischen Toxizitätsstudien.[42] Im Februar 1961 erhielt sie Kenntnis vom nervenschädigenden Potential Thalidomids, und sie erkundigte sich im Mai 1961, ob Richardson-Merrell Untersuchungsergebnisse zum pharmakologischen Verhalten des Arzneistoffs Thalidomid bei Einnahme in der Schwangerschaft vorlegen könne. Im September 1961 verlangte sie schließlich, dass im Falle einer Zulassung von Thalidomid

39 Vor 1961 gab es in der BRD kein Arzneimittelgesetz, vgl. dazu Stapel [wie Anm. 3].

40 Einen Überblick über die wichtigsten Bestimmungen des Food, Drug and Cosmetic Acts von 1938 gibt David F. Cavers: The Evolution of the Contemporary System of Drug Regulation under the 1938 Act. In: Safeguarding the Public. Historical Aspects of Medicinal Drug Control. Hrsg. von John B. Blake. Baltimore 1970. S. 158–170; Arthur Daemmrich: A Tale of Two Experts: Thalidomid and Political Engagement in the United States and West Germany. In: The Society for the Social History of Medicine 15 (2002), 137–158. Vgl. auch Axel Murswieck: Die staatliche Kontrolle der Arzneimittelsicherheit in der Bundesrepublik und den USA. Opladen 1983 (Beiträge zur sozialwissenschaftlichen Forschung, 46).

41 S. Beyer [wie Anm. 2], 374; vgl. auch Kirk [wie Anm. 4], 195.

42 Kelsey hatte 1960 ihre Tätigkeit in der amerikanischen Gesundheitsbehörde begonnen, und die Bearbeitung der Zulassungsunterlagen für den Vertrieb von Thalidomidpräparaten in den USA war ihre erste größere Aufgabe bei der FDA. Einige Autoren heben dies besonders hervor, da sie vermuteten, dass diese Tatsache zu einer ungewöhnlichen Sorgfalt bei der Bearbeitung des Zulassungsantrags beitrug. S. Richard Harris: The Real Voice. New York 1964. S. 184; sowie Beyer [wie Anm. 2], S. 375. Vgl. auch Kirk [wie Anm. 4], 195–200. Zur Biografie Kelseys siehe ebenda, 250.

ein Hinweis auf das Fehlen von Erfahrungen bei der Anwendung während der Schwangerschaft in die Gebrauchsanweisung aufgenommen werden müsse.[43] Nach Bekanntwerden der teratogenen Wirkung des Arzneistoffs zog Richardson-Merrell im März 1962 den Zulassungsantrag für Thalidomid schließlich zurück.[44]

Neue Perspektiven

Vor 40 Jahren hätte niemand für möglich gehalten, dass Thalidomid wieder in der Arzneimitteltherapie eingesetzt werden könnte. Neben der beruhigenden Wirkung besitzt der Arzneistoff aber auch entzündungshemmende Eigenschaften und Effekte auf das Immunsystem. Bereits 1965 hatte der israelische Arzt Dr. Jacob Sheskin eine zufällige Entdeckung gemacht, die schließlich zu einem neuen Einsatz von Thalidomid führen sollte.[45] Sheskin, der eigentlich einem seiner Lepra-Patienten einen besseren Schlaf ermöglichen wollte, stellte fest, dass Thalidomid bei einer Patientin mit Erythema nodosum leprosum[46], einer schweren Verlaufsform der Lepra, zu einer raschen und deutlichen Rückbildung der Entzündungsherde auf der Haut führte.[47] Eine Doppelblindstudie bestätigte die Wirksamkeit.

Die Lepra ist eine heute noch weit verbreitete Krankheit, das Register von 2006 führt 259 017 Neuerkrankte auf. Schätzungen gehen sogar von 700 000 aus. Das Mycobacterium leprae befällt Nervenzellen, wobei auf Grund einer sehr langsamen Teilung – alle 13 Tage – der Ausbruch der Erkrankung vier bis acht Jahre, teilweise sogar noch

43 Siehe Interagency Coordination in Drug Research and Regulation. Hearings Before the Subcommittee on Reorganisation and International Organizations of the Committee on Government Operations. United States Senate, 87th Congress, Second Session, Agency Coordination Study. August 1 and 9, 1962, Part 1, Washington 1963. S. 80.

44 Ebenda, S. 81.

45 J[acob] Sheskin: Thalidomide in the treatment of lepra reactions. In: Clinical pharmacology and therapeutics 6 (1965), 303–306.

46 Als Erythema nodosum leprosum, Leprareaktion, bezeichnet man das Auftreten schmerzhafter Knötchen- und Ödembildung sowie von Hautausschlägen als Begleiterscheinung einer Lepraerkrankung.

47 Siehe J[akob] Sheskin / J. Convit: Results of a double blind study of the influence of thalidomide on the lepra reaction. In: International Journal of Leprosy 37 (1969), 135–146. Vgl. auch Wenzel / Wenzel [wie Anm. 2], Bd. I. 59–60.

länger, dauern kann. Die Patienten mit bakterienreichen Formen der Lepra entwickeln nach Beginn der antimykobakteriellen Behandlung häufig ein Arzneimittelexanthem, das Erythema nodosum leprosum, das auch während der Therapie auftritt. Wird diese fortgeführt, entwickelt es sich nach Beendigung der Therapie.[48] Das US-amerikanische Arzneimittelunternehmen Celgene beantragte 1996 die Zulassung des Thalidomids zur Behandlung der Leprareaktion und der Kachexie. Der Ausschuss, der die Food and Drug Administration (FDA) beriet, empfahl der amerikanischen Gesundheitsbehörde im September 1997 die Zulassung von Thalidomid zur Behandlung des Erythema nodosum leprosum, da für dieses Indikationsgebiet der Nutzen des Thalidomids größer als die Risiken sei. Am 16. Juli 1998 ließ die Food and Drug Administration Thalidomid zur Behandlung der Leprareaktion zu, wobei ein effizientes Präventionskonzept sicherstellen sollte, dass Thalidomid nicht während der Schwangerschaft eingenommen wird.[49]

Die WHO äußerte dennoch Bedenken wegen des teratogenen Risikos, insbesondere, weil Thalidomid auch in südamerikanischen Ländern wie Brasilien und Kolumbien eingesetzt wird.

Der Deutsche Arzneimittelcodex nennt als zusätzliche Hauptindikationen das multiple Myelom, eine bösartige Erkrankung der Plasmazellen und die Graft-versus-Host-Desease nach allogener Knochenmark- oder peripherer Stammzellentransplantation. Derzeit wird Thalidomid für weitere Anwendungsgebiete untersucht und auch bereits angewendet: So bewirkt es bei Patienten mit HIV-Infektion eine Abheilung aphthöser Schleimhautentzündungen und beeinflusst die AIDS-Kachexie und das Kaposi-Sarkom günstig. Thalidomid wurde aber auch bei soliden Tumoren, beispielsweise bei androgenrefraktären Prostatakarzinomen, bei rezidivierenden Glioblastomen und bei Bronchial- und Nierenkarzinomen erfolgreich eingesetzt. Die Wirkungsweise von Thalidomid auf Tumore ist indes noch unbekannt, es wird jedoch diskutiert, dass der Arzneistoff Wachstum und Neubildung der Blutgefäße, die den Tumor versorgen, hemmt, so dass dem Tumor »quasi der Saft abgedreht« wird. Die Hemmung des Wachstums

48 Sven Siebenand: Thalidomid. Andere Indikation, bekanntes Risiko. In: Pharmazeutische Zeitung 152 (2007), 4252f., hier 4252.

49 Internet: Thalidomid: http://de.wikipedia.org/wiki/Thalidomid#Neue_Indikationen vom 13.9.2008.

und der Neubildung von Blutgefäßen führt vermutlich auch zu den berüchtigten Missbildungen bei Ungeborenen.[50] Als Nebenwirkungen des Thalidomids werden *»moderate neurologische Symptome«* wie Schläfrigkeit, Schwindel, Verwirrtheit, Koordinationsstörungen, Übelkeit und Verstopfung genannt. Thalidomid ist unter anderem in Australien, Neuseeland, Israel, den USA und der Türkei zugelassen. In Deutschland gilt die Anwendung von Thalidomid bei lebensbedrohlichen Erkrankungen, die nicht anders therapiert werden können, als vertretbar.[51] 2008 hat die Europäische Kommission Thalidomid zur Ersttherapie des multiplen Myeloms zugelassen, Voraussetzung ist jedoch, dass die Patienten nicht vorbehandelt und älter als 65 Jahre sind.[52] Aufgrund der nach der Verordnung 726/2004/EG im April erteilten zentralen Zulassung für ein thalidomidhaltiges Fertigarzneimittel änderte das Bundesministerium für Gesundheit die im Entwurf vorliegende 6. Verordnung zur Änderung der Arzneimittelverschreibungsverordnung durch Einfügen eines neuen Paragraphen 3a, der Regelungen zum Gebrauch eines neuen, zweiteiligen Rezeptformulars zur Verschreibung von thalidomid- und lenalidomidhaltigen Arzneimitteln vorsieht. Die Verordnung ist Anfang Dezember 2008 in Kraft getreten.[53]

Zu den erschütternden Nachrichten gehört allerdings, dass in Brasilien in den 1990er Jahren wieder Hunderte Kinder mit Extremitätenfehlbildungen geboren wurden. Der Staat Brasilien hat offiziell 480 Opfer anerkannt,[54] die wahren Zahlen dürften jedoch nach vorsichtigen Schätzungen viel höher liegen. Die Information durch den Arzt war in Brasilien offenbar unzureichend, viele der Patientinnen

50 Joachim Knabe: Thalidomid, eine unendliche Geschichte. In: Pharmazie in unserer Zeit 27 (1998), 66f.; Klaus Roth: Eine unendliche chemische Geschichte. In Chemie in unserer Zeit 39 (2005), 212–218; Daniela Biermann: Thalidomid. Vom Schlafmittel zum Krebsmittel. In: Pharmazeutische Zeitung 152 (2007), 4246.

51 Contergan: Risiken und Nebenwirkungen. Internetquelle: http://www. 042-047_thalidomid.qxd (17.6.2005).

52 Mitteilung der Ärztezeitung. Internetquelle: http://www.aerztezeitung.de/extras/druckansicht/?sid=492641&pid=498381 vom 28.4.2008.

53 Bundesverband der Pharmazeutischen Industrie e.V. Telegramm Nr. 176 vom 24.9.2008.

54 Thalidomid: Internetquelle: http://de.wikipedia.org/wiki/Thalidomid#cite_note-25, vom 13.09.2008.

konnten nicht lesen und deuteten das Piktogramm einer durchgestrichenen Schwangeren falsch, sie glaubten, das »Wundermittel« schütze zugleich auch vor Schwangerschaft.

So verwundert es nicht, dass die Vorsitzende des Bundesverbandes der Contergan-Geschädigten Margit Hudelmaier erneut in großer Sorge ist und vor Thalidomid warnt.

Ulrich Meyer, Berlin

»ZUR WEITEREN ANWENDUNG DÜRFTE GRUND VORHANDEN SEIN« – ARSEN AUF DEM WEG VOM MORDGIFT ZUM LEUKÄMIE-THERAPEUTIKUM

»Dem Pharmakologen, der alljährlich sein Arsen-Kapitel in der Vorlesung vorzutragen hat, schmilzt dessen therapeutischer Teil immer mehr zusammen« – so lautete 1959 das Resümee des Göttinger Professors Ludwig Lendle (1899–1969) in der ›Zeitschrift für angewandte Bäder- und Klimaheilkunde‹. Sein Beitrag ›Kritisches zur Arsentherapie‹ war – wie ausdrücklich vermerkt wurde – »auf Wunsch der [...] Schriftleitung« verfasst worden; die Publikation stellte für den ambitionierten Pharmakologen wohl eher eine lästige Pflichtübung dar. Immerhin, so Lendle, sei »die toxikologische Bedeutung von Arsen unvermindert groß geblieben [...], wenigstens im Hinblick auf chronische Schädigungen.«[1]

Als Ludwig Lendle diese Zeilen vor 50 Jahren schrieb, näherte sich die Arsen-Therapie ihrem historischen Tiefstand. Inzwischen erlebt das Halbmetall eine überraschende Renaissance, ja manche Autoren sprechen sogar von einer Wiedergeburt als Arzneimittel. Und gleichzeitig ist Arsen verantwortlich für die nach Einschätzung der WHO »größte Massenvergiftung in der Geschichte der Menschheit«[2].

Arsenverbindungen und Arsengewinnung

Arsen kommt nur selten gediegen als so genannter »Scherbenkobalt« vor, bekannte Fundorte in Deutschland sind beispielsweise St. Andreasberg (Harz) und Freiberg (Erzgebirge). Als wichtige arsenhaltige Mineralien gelten Realgar (As_4S_4) und Auripigment (As_2S_3). Realgar wurde bereits von Theophrast (372–287 v.Chr.) beschrieben und fand als »Rauschrot« häufig Verwendung in der Malerei. Allerdings ist die Verbindung instabil, so dass bei Gemälden Farbänderungen

1 Ludwig Lendle: Kritisches zur Arsentherapie. In: Zeitschrift für angewandte Bäder- und Klimaheilkunde 6 (1959). S. 60–66.

2 Reiner Klingholz: Ein Land ertrinkt in Gift. In: Frankfurter Allgemeine Sonntagszeitung vom 26. Mai 2002. S. 63.

von rot über orange zu gelb auftreten. Auripigment, schon Plinius (23–79 n. Chr.) bekannt, kam als »Rauschgelb« ebenfalls in der Kunst zum Einsatz; die gleichermaßen wenig stabile Substanz führt leicht zur Schwarzfärbung anderer Metallfarben infolge Sulfid-Bildung und entfärbt sich selber zu einem weißen Pigment.[3] Als weitere wichtige Verbindung ist der »Arsenkies«, also Arsenopyrit (FeAsS) zu nennen.

Indes spielt die bergmännische Gewinnung keines dieser Mineralien eine größere Rolle, da Arsen als Nebenprodukt des Kupfer-, Zinn-, Zink-, Gold- und Silber-Bergbaus meist reichlich anfällt. Das nötige Abrösten der sulfidischen Verbindungen führte zum Bau der berüchtigten »Gifthütten« des Erzgebirges.[4] Schon Basilius Valentinus (eigentlich Johann Thoelde, vor 1565–1624) schrieb:

> »Hüttenrauch entsteht durch Rösten in hohen Öfen und leget sich an, wo er nur das erste und kalte, ruhige Plätzchen findet, suchet also in hohen Öfen die höchste Wohnung, [...] das heißt man Hüttenrauch.«[5]

Die Gewinnung von Arsen muss bereits in der Antike bekannt gewesen sein, denn 4500 Jahre alte Bronze-Gefäße verdanken ihre besondere Härte einem Arsen-Anteil von vier bis fünf Prozent.[6]

Katastrophe in Bangladesh – Arsen als Umweltgift

Bangladesh ist mit mehr als 150 Millionen Einwohnern der am dichtesten besiedelte Flächenstaat der Erde. Seit Mitte der achtziger Jahre werden zunehmend warzenartige Veränderungen an Händen und Füßen als Arsen-Hyperkeratosen diagnostiziert. Mindestens ein, möglicherweise sogar zwei Drittel der Bevölkerung trinkt verseuchtes Wasser mit mehr als 50 Mikrogramm Arsen pro Liter, der Grenzwert der WHO liegt bei 10 Mikrogramm. Bei einer Latenzzeit von 20 bis 30 Jahren wird mit einem deutlichen Anstieg der Krebsfälle gerechnet. Besonders tragisch erscheint, dass die »größte Massenvergiftung in

3 Gerhard Hanslik: Arzneilich verwendete Mineralien. Stuttgart 1960. S. 110–116.

4 Siegfried Sieber: Gifthütten – Aus der Geschichte der Arsengewinnung. In: Die Pharmazie 3 (1948). S. 186–189.

5 Zitiert nach Emma Pilgrim: Entdeckung der Elemente. Stuttgart 1950. S. 66.

6 Lucien F. Trueb: Die chemischen Elemente – Ein Streifzug durch das Periodensystem. Stuttgart/Leipzig 1996. S. 300–305.

der Geschichte der Menschheit« durch ein humanitäres Projekt ausgelöst wurde. Die UN-Kinderhilfsorganisation Unicef förderte in den siebziger Jahren den Bau von Millionen Handpumpen, die in einer Tiefe von 15 bis 30 Metern keimarmes Grundwasser erschlossen. In dieser Tiefe befinden sich in Bangladesh aber blätterteigartig gelagerte, arsenhaltige Sediment-Schichten, die infolge bakteriell bedingten Aufschlusses[7] der Arsen-Verbindungen zur Kontamination des geförderten Wassers führen. Wegen der Inhomogenität der Sedimente bedarf jedes Brunnenwasser einer individuellen Analyse und toxikologischen Bewertung mit nachfolgender Kennzeichnung des Brunnens als »gut« oder »schlecht«. Obwohl 90 Prozent aller Bangladeshis im Abstand von 100 Metern zu einem »guten« Brunnen leben, lässt sich die konsequente Markierung der Brunnen in einem armen Entwicklungsland naturgemäß nicht realisieren. Entsprechend ist mit einem weiteren Anstieg der Erkrankungen zu rechnen[8], zumal auch die chemische Entgiftung des Wassers (Aufoxidation zu Arsen-5-Verbindungen mit nachfolgender Bindung an Aktivkohle oder Fällung mit Eisen) oder der Bau arsenfreier Tiefbrunnen aufwändig wären.[9]

Ähnliche Problemlagen wie in Bangladesh existieren in ca. 17 Staaten der Erde[10], so werden beispielsweise im Delta des Roten Flusses in Vietnam die WHO-Grenzwerte um das bis zu 300fache überschritten.[11] Selbst in Mitteleuropa führt die Frage möglicher Arsen-Kontamination des Grundwassers gelegentlich zu Besorgnis.[12]

7 Farhana S. Islam et al.: Role of metal-reducing bacteria in arsenic release from Bengal delta sediments. In: Nature 430 (2004). S. 68–71.

8 Hermann Feldmeier: Vom Statussymbol zum Gesundheitsrisiko – Lösungsansätze für Bangladeshs Probleme mit arsenhaltigem Wasser. In: Neue Zürcher Zeitung vom 27. Januar 2005. S. 47.

9 Simone Ulmer: Arsenbelastung im Trinkwasser – ein lösbares Problem? Schweizer Forscher entwickeln Methoden zur Wasserreinigung. In: Neue Zürcher Zeitung vom 22. Mai 2003. S. 47.

10 N. N.: Das Risiko von Arsen im Grundwasser kartieren. In: Neue Zürcher Zeitung vom 16. Juli 2008. S. 31.

11 dpa: Giftiges Arsen im Brunnenwasser – Millionen Menschen sind betroffen. In: Der Tagesspiel (Berlin) Nr. 18202 vom 7. August 2003. S. 30.

12 Otto Daniel / Josef Schlatter: Arsen – Wundermittel oder Sorgenkind? – Exposition und Gefährdungspotential in der Schweiz. In: Neue Zürcher Zeitung vom 7. Januar 1998. S. 35.

Arsen und Spitzenhäubchen – das Mordgift der Frauen

Der Pharmakologe und Toxikologe Louis Lewin (1850–1929) schrieb in seinem Standardwerk »Die Gifte in der Weltgeschichte« über das Arsen:

> »Seine Wirkungsäußerungen sind so vielgestaltig, ähneln oft so sehr Krankheiten aus inneren Gründen und treten so sicher ein, seine vergiftenden Dosen sind so klein, seine Beibringung so leicht zu bewerkstelligen, dass er allen [...] Giftzubereitungen [...] unendlich überlegen ist. Gerade alle diese Eigenschaften haben ihn ja bis in die neueste Zeit hinein an der Spitze aller zu verbrecherischen Zwecken benutzten Gifte stehen lassen.«[13]

Wie Erika Eikermann in ihrer exzellenten Dissertation ›Heilkundige Frauen und Giftmischerinnen‹ detailliert nachweist, ist es keinesfalls ein Klischee, dass sich vor allem Frauen gerne des Arsens bedienten.[14] Als ihre modernen Repräsentantinnen dürfen die in dem Filmklassiker ›Arsen und Spitzenhäubchen‹ agierenden zwei alten Damen gelten, die mit Hilfe eines durch Strychnin, Cyanid und Arsen angereicherten Holunderweines Cary Grant (1904–1980) ins Jenseits befördern wollten.

Agatha Christie (1890–1976), die während des Ersten Weltkrieges in einer Krankenhausapotheke arbeitete, soll durch das Verschwinden eines Arsen-Gefäßes aus einem verschlossenen Giftschrank zu literarischer Tätigkeit angeregt worden sein, wie sie berichtet: »Ich begann zu überlegen, welche Art Krimi ich schreiben könnte. Auf den Regalen rund um mich herum standen Gifte, und so war es vielleicht nur natürlich, dass ich einen Giftmord ins Auge fasste.«[15] 1920 erschien ihr erster Roman ›Das fehlende Glied in der Kette‹. Insgesamt spielt Arsen in neun ihrer Romane eine zentrale Rolle, übertroffen von der Blausäure und ihren Salzen mit 13 Titeln, aber vor Morphin, Digitalis, Barbituraten und Strychnin – Arsen nimmt also den zweiten Platz unter den Mordgiften Christies ein.[16]

13 Louis Lewin: Die Gifte in der Weltgeschichte. Berlin 1920. S. 162.

14 Erika Eikermann: Heilkundige Frauen und Giftmischerinnen – eine pharmaziehistorische Studie aus forensisch-toxikologischer Sicht. Nat. wiss. Diss. Bonn 2004. S. 252–303.

15 Sächsisches Apothekenmuseum Leipzig: Arzneimittel in todsicherer Dosis – Die Pharmazeutin Agatha Christie. Leipzig 2003.

16 Ku: Mit Arsen und Schwesternhäubchen – Aus der Giftküche der Agatha Christie. In: Deutsche Apotheker Zeitung 139 (1999). S. 67 f.

Erst mit der Einführung der ›Marsh'schen Probe‹ durch James Marsh (1790–1846) wurde der Arsen-Tod, der aufgrund der Symptomatik vielfach mit der grassierenden Cholera verwechselt wurde, gerichtsmedizinisch aufklärbar. Marsh entwickelte diese Probe, nachdem ihm vor Gericht ein Arsen-Nachweis als Sulfid missglückt war. Da sich das gelbe Arsensulfid bis zur Präsentation vor den Geschworenen weitgehend entfärbt hatte, plädierten sie fälschlicherweise für Freispruch. Auf die 1836 entwickelte ›Marsh'sche Probe‹ stützte sich erstmals 1840 ein Gerichtsurteil.

Die ›Marsh'sche Probe‹ spielte auch eine wichtige Rolle bei der 1875 stattfindenden 48. Tagung der Gesellschaft Deutscher Naturforscher und Ärzte in Graz, der Hauptstadt der Steiermark. Im Rahmen dieser Veranstaltung wollte man dem Rätsel der steirischen Arsenik-Esser auf den Grund gehen und ließ vor dem versammelten Auditorium einen Probanden 400 Milligramm Arsenoxid und einen anderen 300 Milligramm Auripigment verspeisen – beides für einen Arsen-ungewöhnten Menschen sicher tödliche Dosen. Die Aufnahme und nachfolgende Ausscheidung des Arsens wurden mit Hilfe der ›Marsh'schen Probe‹ am Urin der Probanden belegt, die beide das Experiment ohne Probleme überstanden.[17] Mag die Tagung ansonsten einen »Tiefpunkt« für die Pharmazie dargestellt haben[18] – die spektakuläre Vorführung dürfte allen Teilnehmern im Gedächtnis geblieben sein.

Napoleon – das prominenteste Opfer?

Seit einer 1961 in ›Nature‹ erschienenen Veröffentlichung wird immer wieder kontrovers diskutiert, ob Napoleon I. (1769–1821) Opfer einer Arsenvergiftung geworden sei. Neueste Untersuchungen sprechen gegen diese These: schon in den Haaren des Kindes lässt sich Arsen nachweisen, wobei zu berücksichtigen ist, dass dies auch bei Zeitgenossen der Fall war – bis zu 100fach höhere Gehalte als heute können als durchaus üblich gelten (zu den Gründen weiter unten).[19] Darüber

17 Gudrun Przygoda et al.: The arsenic eaters of Styria: a different picture of people who were chronically exposed to arsenic. In: Applied Organometallic Chemistry 15 (2001). S. 457–462.

18 Ulrich Kruse: Die Pharmazie im Rahmen der Gesellschaft Deutscher Naturforscher und Ärzte 1822–1938. Stuttgart 2001. S. 49–51.

19 Robin Pomeroy: Arsenic a fact of life back then – Napoleon not poisoned by the British after all. In: Otago Daily Times World Focus (Otago/Neuseeland) vom 18. Februar 2008. S. 16.

hinaus gelang es, die lange Zeit gültige Diagnose Magengeschwür mit nachfolgendem Magenkrebs zu erhärten. Durch die bei der Obduktion ermittelte Bauchfettdicke von 3,8 Zentimetern sowie die Vermessung von 12 erhaltenen Hosen Napoleons ließ sich zeigen, dass es in der letzten Lebenszeit des fettleibigen Kaisers zu einer deutlichen Gewichtsreduktion kam, wie es der Diagnose Magenkrebs entspricht.[20]

Bei den hohen Arsen-Werten in Napoleons Kinderhaaren ist zu beachten, dass Arsen-Verbindungen zu seiner Zeit weiteste Verbreitung fanden. Scheeles Grün (Kupferarsenit) und Pariser, auch Schweinfurter oder Smaragd-Grün genannt (Kupferacetatarsenit), kamen aufgrund des ansprechenden Farbtons vielfach zum Einsatz. Sie dienten zur Einfärbung von Lebensmittel- und Tabak-Verpackungen, Kinderspielzeug, Süßigkeiten, Kunstblumen, Spielkarten, Kleidung, Kosmetik und Kerzen.[21] Besonders problematisch war die Verwendung zum Bedrucken von Tapeten, die im 19. Jahrhundert einen starken Aufschwung nahm. Bei feuchtem Mauerwerk bildeten sich infolge Metabolisierung durch Schimmelpilze gasförmige Di- und Trimethylarsine.[22] Carl Wilhelm Scheele (1742–1786) war die Toxizität seines Grüns übrigens durchaus bekannt. Er schrieb, »dass diese Farbe auch noch den Vortheil« habe, »dass sie, wenn Stubenwände, Bettstellen usw. damit angestrichen werden, auf eine ganz vorzügliche Art die Wanzen oder Wandläuse« abhalte.[23]

Von den arsenhaltigen Tapeten profitierte der bekannte englische Designer William Morris (1834–1896), Pionier der Arts and Crafts-Bewegung, in doppelter Hinsicht. Zum einen entwarf er Motive mit grünen Farbtönen, zum anderen bezog er als Aktionär der ›Devon Great Consols Mine‹ Dividenden aus dem Abbau des benötigten Arsens.[24] Allzu berechtigt erscheint daher das hübsche Wortspiel eines

20 Ai: Napoleon offenbar doch kein Mordopfer – Die Hosen liefern den stichhaltigen Beweis. In: Neue Zürcher Zeitung vom 4. Mai 2005. S. 43.

21 Holger Andreas: Schweinfurter Grün – das brillante Gift. Der lange Weg zum Verbot einer gesundheitsgefährdenden Substanz. In: Chemie in unserer Zeit 30 (1996). S. 23–31.

22 Ronald Bentley / Thomas G. Chasteen: Microbial Methylation of Metalloids. Arsenic, Antimony and Bismuth. In: Microbiology and Molecular Biology Reviews 66 (2002). S. 250–271.

23 Andreas [wie Anm. 21], S. 23–31.

24 John Emsley: Mörderische Elemente, prominente Todesfälle. Weinheim 2006. S. 136–140.

englischen Pharmaziehistorikers: »To die or not to dye« – »Sterben oder nicht färben«![25]

In Deutschland warnte als erster Leopold Gmelin (1788–1853), der von 1814 bis 1851 in Heidelberg als Professor für Medizin und Chemie wirkte, vor den arsenhaltigen grünen Tapeten. Er schrieb 1839 in der ›Karlsruher Zeitung‹, es veranlasse »die sich an die Wände setzende Feuchtigkeit einen langsamen Zersetzungsprozess von Papier und Kleister, in welchen die grüne Farbe mit hineingezogen« werde. »Das Resultat hiervon« sei »die Entwicklung eines widrigen, mäuseartigen Geruchs«. Es war seiner Meinung nach nicht zu bezweifeln, dass »dieser Geruch von einer Spur Arsenik« herrühre, »welche sich in besonderen Verbindungen« verflüchtige. Für Gmelin drängte »sich die Frage auf, ob nicht dieses Farbmaterial für Tapeten und Anstrich [...] ganz verboten werden sollte?«[26]

Erst mit der Gründung des Deutschen Reiches kam es zu diesem landesweiten Verbot. Auf Initiative des Kaiserlichen Gesundheitsamtes wurde am 14. Mai 1879 ein Gesetz verabschiedet, in dem es hieß:

> »Mit Gefängnis [...] wird bestraft, wer vorsätzlich [...] Tapeten [...] derart herstellt, dass der bestimmungsgemäße Gebrauch [...] die Gesundheit zu beschädigen geeignet ist, ingleich wer wissentlich solche Gegenstände verkauft, feilhält oder sonst in Verkehr bringt.«

Weitere Regelungen bezüglich arsenhaltiger Farben folgten 1882 und 1887.[27]

Arsen als Therapeutikum

Das bereits von Paracelsus (1493/94–1541) therapeutisch genutzte Arsen nahm insbesondere durch die von Thomas Fowler (1736–1801) entwickelte einprozentige Arsenik-Lösung einen deutlichen Aufschwung. Fowler leitete in seiner Heimatstadt York zunächst fast 15 Jahre lang eine Apotheke, bevor er 1774, also in einem damals relativ hohen Alter, in Edinburgh das Medizinstudium begann. Nachdem er 1778 mit einer Dissertation über die Quecksilber-Therapie der Pocken promoviert worden war, übernahm er in Stafford die Leitung des städtischen

25 W. A. Jackson: To die or not to dye – Poisoning from arsenical pigments in the 19th Century. In: Pharmaceutical Historian 26 (1996). S. 27–31.

26 Andreas [wie Anm. 21], S. 26.

27 Andreas [wie Anm. 21], S. 29.

Krankenhauses, kehrte 1791 nach York zurück und avancierte dort 1796 zum Chefarzt des Quäker-Hospitals. Fowler war wissenschaftlich überaus interessiert und publizierte neben der klinischen Tätigkeit z.B. Monographien über die Therapie mit Tabak (1791) und den Rheumatismus (1795). Ferner hinterließ er Aufzeichnungen über mehr als 6000 von ihm behandelte Patienten.[28]

1786 erschien sein bedeutendstes Werk ›Medizinische Berichte über die Effekte des Arsens insbesondere bei Wechselfieber und periodischem Kopfschmerz‹, das auf über 320 Kasuistiken beruhte. Von 1781 bis 1783 hatte er in Stafford den erfolgreichen Einsatz der »Tasteless Ague and Fever Drops« beobachtet, einer Patent- bzw. Geheimmedizin, die in England florierte und die Thomas Wilson aus London vermarktete. Fowler veranlasste eine Untersuchung durch den Stafforder Krankenhausapotheker, der Arsen als wirksamen Bestandteil der Tropfen identifizierte.

Fowler entwickelte daraufhin ein eigenes Präparat, ebenfalls der genauen Dosierung wegen in Tropfenform, aber zur Verhinderung von Überdosierungen der farb- und geruchlosen Lösung wurde diese mit Lavendelgeist versetzt. Er nannte die Tropfen »Mineral Solution«, um den Patienten die Angst vor einer Vergiftung zu nehmen. Die Dosierung betrug für Erwachsene zwei- bis dreimal täglich 12 Tropfen, das Präparat kam vor allem als Alternative zur teuren und schlecht schmeckenden Chinarinde zum Einsatz.

Bereits 1820 erfolgte die Aufnahme in die Londoner Pharmakopöe, 1820 in die USP, weil die Fowler'sche Lösung im Unterschied zu anderen Arsen-Präparaten zuverlässig und reproduzierbar wirksam war.

Zu den üblichen Sicherheitsmaßnahmen bei der Herstellung der Lösung zählten: Aufbewahrung des Arsens im Giftschrank, Verarbeitung im Labor und nicht in der Rezeptur, speziell reservierte Gerätschaften, Mundschutz und Spülung des Mundes nach Fertigstellung des Präparates. Empfohlen wurde ferner, die Arbeiten auf einem Bo-

28 Max Salomon: Thomas Fowler. In: August Hirsch (Hrsg.): Biographisches Lexikon der hervorragenden Ärzte aller Zeiten und Völker. Dritte, unveränderte Auflage. München/Berlin 1962. S. 585 f.

gen schwarzen Papiers zu erledigen, um auch kleinste Arsen-Spuren entdecken zu können.[29]

Der Erfolg der Fowler'schen Lösung stimulierte im 19. und 20. Jahrhundert die Einführung verschiedenster Arsen-Verbindungen (Kupferarsenit, Eisenarsenat, Chininarsenat, Strychninarsenat u.a.), die in flüssiger oder fester Form oral, subkutan, inhaliert, intravenös, extern und als Klistier zum Einsatz gelangten. Selbst arsenhaltige Zigaretten durften in der Therapie des Asthma bronchiale nicht fehlen.[30]

Darüber hinaus wurde die Fowler'sche Lösung gerne von Damen als Gesichtswasser für einen frischen Teint eingesetzt. Besorgte Ärzte hofften auf Ersatz durch Schwefelblüte in Milch, Gurkenwasser oder – notfalls – hyperämisierenden Meerrettich.

Arsen galt als »therapeutisches Maultier«, weil »Arsen die härteste Arbeit unter schlechtesten Bedingungen und geringster Erschöpfung« leiste.[31]

Arsen in potenzierter Form spielt bis heute in der Homöopathie eine wichtige Rolle[32], in der anthroposophischen Medizin hat das arsenhaltige Levico-Wasser eine besondere Bedeutung.[33]

29 Sylvia Klimek: Fowlersche Lösung, Dzondischer Spiritus, Vleminckxsche Lösung. Arbeit im Pharmaziehistorischen Hauptseminar ›Berühmte Arzneimittel der Vergangenheit‹ unter Leitung von Prof. Dr. Peter Dilg. Institut für Geschichte der Pharmazie der Universität Marburg. Sommersemester 1995.

30 Martine Strobel: Asthma bronchiale – Die Geschichte seiner medikamentösen Therapie bis zum Beginn des 20. Jahrhunderts. Stuttgart 1994. S. 147–151.

31 John S. Haller: Therapeutic Mule: The Use of Arsenic in the Nineteenth Century Materia Medica. In: Pharmacy in History 17 (1975). S. 87–100.

32 Wolfgang Janzen: Arsenicum album. In: Beiträge zu einer Erweiterung der Heilkunst 35 (1982). S. 184–194.

33 Otto Wolff: Die Heilquelle des Levico-Wassers. In: Der Merkurstab 48 (1995), S. 269–273, Dankmar Bosse: Zur Geologie und Mineralogie der Heilquellen von Vetriolo, Levico, Roncegno (Trento, Italien). In: Der Merkurstab 61 (2008). S. 220–227; Stefano Gasperi: Das Geheimnis der Quelle von Levico-Vetriolo. In: Der Merkurstab 61 (2008). S. 228–233; Franziska Roemer: Erfahrungen aus der Praxis mit Levico-Präparaten. In: Der Merkurstab 61 (2008). S. 290–291.

Premiere in der Leukämie-Behandlung

Die Erfolgsgeschichte des Arsens begann kurioserweise mit der Mitteilung eines völligen Therapie-Versagers. Am 31. Juli 1865 berichtete W. Valentiner, Badearzt in Salzbrunn und Dozent an der Berliner Universität, in der ›Berliner Klinischen Wochenschrift‹ über einen »symptomatisch ausgezeichneten Fall von Leucaemie«. Der Fall hatte seiner Meinung nach »manche seltsame und neue symptomatische Momente darzubieten, welche die Aufmerksamkeit des Pathologen verdienen, auch bevor der Prozess seinen lethalen Abschluss gefunden« hatte. »Am Ende der ersten Epoche versuchte« er »durch ziemlich grosse Dosen Liq. Arsenic. Fowl. das Fieber zu coupieren, aber ohne Erfolg.«[34]

Dieser Beitrag regte einen ärztlichen Kollegen, Dr. Lissauer aus Bendorf, an, über »Zwei Fälle von Leucaemie« zu berichten. Er schrieb am 2. Oktober 1865 in derselben Zeitschrift:

> »Der in Nr. 31 dieser Wochenschrift von Dr. Valentiner mitgeteilte Fall von Leucaemie, bei welcher zur Coupirung des Fiebers Liq. Arsenic. Fowler angewandt wurde, brachte mir zwei Fälle derselben Krankheit in Erinnerung, die ich kurz nacheinander im Landkrankenhaus in Cassel zu beobachten Gelegenheit hatte, von welchem bei einem Liq. Arsenic. Fowleri eine Zeit lang versuchsweise von gutem Erfolge war. Ich theile beide Fälle hier kurz mit, theils als einen kleinen Beitrag zur Kenntnis dieser im ganzen immer noch selten diagnostizierten Krankheit, teils, um zur weiteren Anwendung obigen Mittels anzuregen.«

Über den schwereren Fall schrieb Lissauer: »Beim Entziehen des Blutes durch kleine Einschnitte in die Fingerspitze äusserte der Patient selbst einmal ganz verwundert: ›Mein Blut ist ja ganz weiss‹, ohne zu ahnen, dass in dieser unwissentlich von ihr gestellten Diagnose auch zugleich ihr Todesurteil enthalten war.« Lissauer bekannte mit seltener Ehrlichkeit: »Da kam Herr Ober-Stabsarzt Dr. Rosenkranz, Dirigent des Landeskrankenhauses, auf den Gedanken, ausgehend von der Erfahrung, dass Pferde namentlich von längerem Gebrauch von Arsenik ein besseres Aussehen, eine glättere Haut bekommen, und die Verdauung sich bessert, auch hier versuchsweise Liq. Arsen. Fowler anzuwenden. Und wirklich erholte sich die Patientin bei einem mehrwöchentlichen Gebrauch von 3 mal täglich 5 und später bis zu 10

34 W. Valentiner: Ein symptomatisch ausgezeichneter Fall von Leucaemie. In: Berliner Klinische Wochenschrift 2 (1865). S. 320 f.

Tropfen derart, dass das Oedem ziemlich verschwand, der Appetit und das Aussehen besser wurde und sich Patientin so weit wohler fühlte, dass sie im Februar das Krankenhaus gebessert verlassen konnte.« Seine Schlussfolgerung lautete: »Es dürfte wohl auch zur weiteren Anwendung der Solut. Arsen. Fowler. Grund vorhanden sein.«[35]

Anscheinend völlig unabhängig von Lissauer publizierten 1878 Elbridge Cutler und Edward Bradford (1848–1926) vom Boston City Hospital über den Einfluss von Eisen, Lebertran und Fowler'scher Lösung auf das Blutbild von Gesunden und Kranken. Von drei Patienten litt einer an »Leukothämie«, bei diesem konnten sie nach Einsatz von Fowler'scher Lösung einen Abfall der Leukozyten auf ein Hundertstel feststellen, nach Aussetzen der Therapie erfolgte rasch ein Wiederanstieg.[36]

Erste Renaissance – »both the oldest and the newest effective treatment«[37]

Nach Entdeckung der Röntgen-Strahlung und dem folgenden »Boom« der Radiotherapie befand sich die Arsen-Therapie der Leukämie seit 1903 auf dem Rückzug.

Immerhin wusste die Broschüre ›Die Arsentherapie mit der Dürkheimer Maxquelle‹ noch im Ersten Weltkrieg zu berichten, dass das Heilwasser »nicht nur die verschiedenartigsten anämischen Zustände in günstiger Weise« beeinflusse, »sondern auch Leukämie und Pseudoleukämie.«[38]

35 Lissauer: Zwei Fälle von Leucaemie. In: Berliner Klinische Wochenschrift 2 (1865). S. 403 f.

36 Elbridge G. Cutler / Edward H. Bradford: Action of Iron, Cod-liver Oil, and Arsenic on the Globular Richness of the Blood. In: American Journal of the Medical Sciences 75 (1878). S. 74–84.

37 Claude E. Forkner: Conferences on Therapy – Treatment of Leukemia. Journal of the American Medical Association 115 (1940). S. 127 f.

38 Arsenheilquellen-Gesellschaft m. b. H.: Die Arsentherapie mit der Dürkheimer Maxquelle – Wissenschaftliche Grundlagen und praktische Erfahrungen. Wiesbaden (o. J.). nach 1915. S. 29.

Über die deutliche Senkung der Leukozyten-Zahl bei der Arsen-Therapie der Psoriasis berichtete die Dermatologische Universitätsklinik in Breslau 1936.[39]

1931, und damit wiederum eindeutig unabhängig von deutschen Beobachtungen, erfolgte eine Renaissance in der Leukämie-Therapie durch eine Publikation von Claude Forkner (1900–1992) und Thomas Fredrick McNair Scott (1901–2001), die in Boston an der ›Harvard Medical School‹ tätig waren. Sie veröffentlichten im angesehenen ›Journal of the American Medical Association‹, was größere Aufmerksamkeit garantiert haben dürfte. Forkner und Scott erzielten bei neun von zehn Patienten mit Chronisch-Myelogener Leukämie (CML) eine Normalisierung der Leukozytenzahl, konnten das Fortschreiten der Anämie stoppen, stellten eine Reduktion der Größe von Leber und Milz fest und konstatierten eine Verbesserung des Allgemeinbefindens sowie eine Gewichtszunahme der Patienten. Nur ein Kranker, der bereits vier Jahre intensiver Röntgentherapie hinter sich hatte und sich im finalen Stadium befand, konnte nicht gebessert werden. Ihre Schlussfolgerung lautete: Mit Arsen ließen sich Erfolge wie bei Röntgen- oder Radium-Therapie erzielen, eine rasche Aufdosierung sei am besten wirksam, dann kurze Therapiepause und Wiederaufnahme der Behandlung mit kleinen Dosen. Nach völligem Absetzen müsse dagegen mit einem Rückfall innerhalb von drei Wochen gerechnet werden. Bei engmaschiger Überwachung der Patienten und insbesondere ihres Blutbildes sei über Monate ein stabiler Zustand erreichbar.[40]

1932 berichteten Forkner und McNair Scott in einer Folgepublikation über weitere Erkenntnisse, u. a. die Optimierung der Verträglichkeit sowie den Einsatz bei der Chronisch-Lymphatischen Leukämie (CLL) betreffend. Als Vorzüge gegenüber der Röntgen-Therapie bezeichneten sie die gleichbleibende Effektivität, die niedrigeren Kosten und die bessere Dosiskontrolle. Arsen greife auch dann noch, wenn

39 Klaus Halter: Untersuchungen über die Leukocyten-Zahl bei Darreichung anorganischen Arsens. In: Klinische Wochenschrift 15 (1936). S. 52–54.

40 Claude E. Forkner / T. F. McNair Scott: Arsenic as a therapeutic agent in chronic myelogenous leukemia. In: Journal of the American Medical Association 97 (1931). S. 3–5.

Röntgen versage, umgekehrt gebe es auch Fälle, die von der Strahlung mehr profitierten als vom Arsen.[41]

1936 folgten D. J. Stephens und John Lawrence aus Rochester / New York mit einem Bericht über sieben Fälle von CML, bei denen sie mit der Kombination von Arsen- und Strahlentherapie gute Erfolge verzeichnet hatten. Ihre Beobachtungszeit erstreckte sich über mehrere Monate bis zu drei Jahren. Als Vorzüge des Arsens sahen sie den niedrigen Preis und die schnelle Verfügbarkeit über jede öffentliche Apotheke. Außerdem sei im Unterschied zum Röntgen weder eine spezielle Ausrüstung noch technische Erfahrung notwendig.[42]

1937 berichteten E. V. Kandel und G. V. Leroy über Nebenwirkungen, die bei sechs der oben genannten Patienten aufgetreten waren. Dazu zählten Herpes zoster, Hyperkeratose, Leberzirrhose und Polyneuritis. Die Autoren betonten die individuelle Empfindlichkeit der Patienten und die Notwendigkeit einer engmaschigen Überwachung.[43]

Die letzte US-amerikanische Publikation zur Arsen-Therapie der Leukämie konnten wir für das Jahr 1940 ermitteln.[44]

Zweite Renaissance – »A chinese miracle«[45]

Nach dem Zweiten Weltkrieg geriet die Arsen-Therapie der Leukämie erneut in Vergessenheit; immerhin wurde das Arsenoxid an der Universitätsklinik Hongkong noch in den 1950er Jahren bei einer »variety of leukemias« eingesetzt.[46] Während für das erste Verschwinden der

41 Claude E. Forkner: The administration of solution of potassium arsenite in the treatment of chronic myelogenous leukemia. In: The Medical Clinics of North America 15 (1932). S. 1057–1065.

42 D. J. Stephens / John S. Lawrence: The therapeutic effect of a solution of potassium arsenite in chronic myelogenous leukaemia. In: Annals of Internal Medicine 9 (1936). S. 1488–1502.

43 E. V. Kandel / G. V. LeRoy: Chronic arsenical poisoning during the treatment of chronic myeloid leukemia. In: Archives of Internal medicine 60 (1937). S. 846–866.

44 Claude E. Forkner: Conferences on Therapy – Treatment of Leukemia. Journal of the American Medical Association 115 (1940). S. 127 f.

45 Jun Zhu et al.: How acute promyelocytic leukaemia revived arsenic. In: Nature Reviews Cancer 2 (2002). S. 705–714.

46 Y. L. Kwong / D. Todd: Delicious Poison – Arsenic Trioxide for the Treatment of Leukemia – Letter to the Editor. In: Blood 89 (1997), S. 3487 f.

Arsen-Therapie der Aufstieg der Strahlen-Behandlung verantwortlich war, machten nun neue Arzneistoffe das Feld streitig: Derivate des N-Losts und Antimetabolite fanden erstmals Eingang in die Krebs- und Leukämie-Therapie. Das »altmodisch« anmutende Arsen wurde zwar 1966 im Rahmen eines Screenings des ›National Cancer Institute‹ (NCI) untersucht, zeigte aber in den gewählten Modellen keine spektakulären Ergebnisse.[47]

Völlig unabhängig von den deutschen und amerikanischen Erfahrungen ging die zweite Renaissance der Arsen-Therapie dann von China aus. Seit den frühen 1970er Jahren hatten Wissenschaftler der Harbin-Universität im Nordosten Chinas volksmedizinische Rezepturen gegen Krebs- und Leukämie-Erkrankungen untersucht. Dabei stießen sie auf eine Ai-Lin I genannte Zubereitung, die weißen Senfsamen, Lerchenspornknolle, mandschurischen wilden Ingwer, Gansui-Wurzel (von Euphorbia kansui) – und eben Arsenoxid enthielt. 1992 publizierten chinesische Wissenschaftler zum ersten Mal über die Erfolge mit Ai-Lin I bei 32 Patienten mit akuter promyeloischer Leukämie (APL)[48], 1997 über den Einsatz reinen Arsenoxids.[49] 1998 folgten positive Studienergebnisse aus dem renommierten US-amerikanischen Sloan-Kettering-Institut, die das ›New England Journal of Medicine‹ publizierte.[50] Die Daten wurden bereits kurz nach Erscheinen in der deutschen Fach-[51] und Publikumspresse[52] referiert und wohl meist mit Erstaunen und Unglauben zur Kenntnis genommen. 2000 erfolgte in

47 George S. Tarnowski et al.: Chemotherapy studies in an animal tumor spectrum. II. Sensitivity of tumors to fourteen antitumor chemicals. In: Cancer Research 236 (1966). S. 181–206.

48 H. D. Sun et al.: Ai-Lin I treated 32 cases of acute promyelocytic leukemia. In: Chinese Journal of Integrated Traditional and Western Medicine 12 (1992). S. 170–172.

49 Zhi-Xiang Shen: Use of Arsenic Trioxide (As_2O_3) in the Treatment of Acute Promyelocytic Leukemia (APL): II. Clinical Efficacy and Pharmacokinetics in Relapsed Patients. In: Blood 89 (1997). S. 3354–3360.

50 Steven L. Soignet et al.: Complete Remission after Treatment of acute promyelocytic Leukemia with arsenic trioxide. In: The New England Journal of Medicine 339 (1998). S. 1341–1348.

51 ral: Arsentrioxyd – Remission der akuten Promyelozytenleukämie. In: Deutsche Apotheker Zeitung 138 (1998). S. 4600.

52 wez: Arsen bei Leukämie hilfreich. In: Der Tagesspiegel (Berlin) Nr. 16535 vom 22. November 1998, S. 27.

den USA die Zulassung des Trisenox® genannten Arsen-Präparates durch die Food and Drug Administration (FDA). Da von der akuten promyeloischen Leukämie (APL) in den USA nur 1200 bis 1500 neue Fälle pro Jahr auftreten, erhielt das Medikament Orphan Drug Status: es genügten Daten von 40 Patienten, und es wurde eine Exklusivität von sieben Jahren in der Vermarktung gewährt. Die Zulassung war mit zahlreichen Auflagen verbunden: Durchführung von Cytochrom P 450-Studien in vitro, Untersuchungen zur Pharmakokinetik bei Kindern und bei Patienten mit Leber- oder Niereninsuffizienz, Auswertung von Phase-4-Daten bezüglich Alter, Geschlecht und Rasse, Vorlage der zum Einsatz vorgesehenen Werbematerialien.[53] Im Juni 2002 folgte die europaweite Zulassung von Trisenox® durch die EMEA, 10 Ampullen mit je 10 Milligramm Arsentrioxid sind in Deutschland zum Preis von 3880 Euro erhältlich.[54] Fünf Jahre nach der Markteinführung galt der Einsatz bei der rezidivierenden oder refraktären APL bereits als »etabliert«.[55] Erfreulicherweise konnte bei Nachuntersuchungen der in China mit Arsen behandelten Patienten bislang kein Anstieg der sekundären Krebshäufigkeit festgestellt werden.[56]

Arsen-Ampulle – Orphan-Drug oder Remake?

Der zweifellos stolze Preis von Trisenox® regte natürlich zu Vergleichen mit der schon lange in der Leukämie-Therapie eingesetzten Fowler'schen Lösung an: »the newer product may be considered a ›reincarnation‹ of the older.«[57] Immerhin schien die parenterale Applikation des Arsens eine Neuerung zu sein, die Vorteile hinsichtlich exakter Dosierung und Verträglichkeit versprach.

Bei genauerer Sichtung der Quellen entpuppt sich indes auch die Arsen-Ampulle als Remake. Die oben erwähnte Bostoner Arbeits-

53 Schreiben der FDA an die Firma Cell Therapeutics / Seattle vom 25. September 2000 (zugänglich dank Freedom of Information Act!)

54 Bettina Hellwig: Zytostatikum – Arsentrioxid – Zur Behandlung der promyeloischen Leukämie. In: Neue Arzneimittel 50 (2003). S. 5–9.

55 Anette Junker: Arsenverbindung verlängert das Leben von Leukämiepatienten. In: Deutsche Apotheker Zeitung 147 (2007). S. 3171.

56 Deborah M. Rust / Steven L. Soignet: Risk/Benefit Profile of Arsenic Trioxide. In: The Oncologist 6 (2001), Supplement 2. S. 29–32.

57 Stanley Scheindlin: The duplicitous Nature of inorganic Arsenic. In: Molecular Interventions 5 (2005). S. 60–64.

gruppe beschäftigte sich bereits zu Beginn der 1930er Jahre mit Alternativen zur peroralen Applikation. Bei Durchfall oder Erbrechen propagierte sie die rektale Verabreichung mit einer gegenüber der peroralen Gabe zweifach erhöhten Dosis.

Außerdem empfahl die Gruppe die intravenöse Gabe einer einprozentigen Arsenik-Lösung zwei Mal täglich in insgesamt etwas geringerer Dosis als oral. Die Lösung war anscheinend nicht als Fertigarzneimittel verfügbar und musste von der Krankenhausapotheke als Rezeptur gefertigt werden.

Noch verblüffendere Ergebnisse erbrachte eine Auswertung der Arzneimittelverzeichnisse von MBK, eines zu Beginn des Ersten Weltkriegs begründeten Konsortiums der Firmen Merck (Darmstadt), Boehringer (Mannheim) und Knoll (Ludwigshafen), das als Vorläufer heutiger Generika-Hersteller gelten darf. MBK bot seit 1918 nicht nur Natrium arsenicosum-Ampullen an, sondern auch Ferrum kakodylicum-, Natrium kakodylicum-, Natrium monomethylarsenicosum- und Ferrum arseniato-citricum-ammoniatum-Ampullen an – alle mit der Indikation »Leukämie« versehen.[58] Diese Ampullen waren – obwohl es sich um Generika handelte – sogar Gegenstand intensiver pharmakokinetischer und pharmakologischer Untersuchungen an der ›Deutschen Forschungsanstalt für Psychiatrie‹ in München, allerdings nicht im Hinblick auf die Therapie der Leukämie, sondern die der Syphilis.[59] Nach dem Zweiten Weltkrieg verschwanden diese Ampullen aus dem Sortiment, doch war die Streichung nicht dem oben erwähnten Aufstieg der Zytostatika geschuldet. Sie erfolgte vielmehr kriegsbedingt bereits im Jahr 1944, und dies zusammen mit einer Vielzahl anderer Präparate.[60] Die Natrium arsenicosum-Ampullen von MBK waren übrigens preiswert zu haben – 10 Stück à 10 Milligramm kosteten 1 Reichsmark und 6 Pfennig. »Jetzt noch billiger« lautete damals der Wahlspruch von MBK – vielleicht ein kleiner Ansporn

58 Verzeichnisse ›MBK-Präparate‹. Ausgaben 1918 bis 1949, Merck-Archiv, Bestand W 35/27–29.

59 Schreiben an Prof. Dr. F. Plaut vom 21. Juli 1924, Schreiben der Wissenschaftlichen Zweigstelle der chemischen Fabriken Merck, Boehringer, Knoll an Merck vom 2. Juli 1924, Vereinbarung zwischen der Deutschen Forschungsanstalt für Psychiatrie und MBK vom 30. September 1921. Merck-Archiv, Bestände R 10 183/184.

60 Preisliste der MBK-Präparate 1944. Merck-Archiv, Bestand W 35/29.

für den Hersteller von Trisenox®, der dieselbe Dosis heute für 3880 Euro anbietet?

Während die historischen Preise der MBK-Ampullen nur eine hypothetische Gefahr für den Trisenox®-Anbieter darstellen, könnte eine Wiederbelebung der – zudem einfacher durchzuführenden – oralen Arsen-Therapie echte Probleme bereiten. Ein Team der Universität Hongkong berichtete 2003:

> »We have recently redeveloped an oral preparation of As_2O_3, which achieved total blood cell and plasma levels of elemental arsenic comparable with those of intravenous As_2O_3 [...] Our [...] results [...] showed that oral As_2O_3 was highly active in relapsed APL, with an efficacy comparable with intravenous As_2O_3. The side effects [...] were also comparable with intravenous As_2O_3.«

Ganz uneigennützig scheinen die Aktivitäten in Hongkong allerdings nicht zu sein: »The university of Hong Kong has filed a temporary patent for the use of oral arsenic trioxide in the treatment of acute promyelocytic leukaemia.«[61] Die zuständigen Beamten werden sicher über die nötigen pharmazie- und medizinhistorischen Kenntnisse verfügen und die Patentierung der dritten Renaissance der oralen Arsenoxid-Therapie der Leukämie zu verhindern wissen!

Die Universität von Peking war schneller und wahrscheinlich klüger als die Kollegen in Hongkong. Sie prüfte nicht Arsenoxid, sondern die orale Gabe von Realgar, also Arsensulfid. Die dortige Forschergruppe zog bereits 2002 folgendes Fazit:

> »Treatment with As_4S_4 was well tolerated, with only moderate side effects. [...] Degeneration or apoptosis of APL promyelocytes was observed during As_4S_4 therapy. Pharmacokinetic studies showed that the agent was absorbed rapidly [...]. Our results show, for the first time, that As_4S_4 treatment alone is highly effective and safe in both remission induction and maintenance therapy in patients with APL, regardless of disease stage.«

Die Pekinger Gruppe betonte die praktischen Vorteile der oralen Realgar-Therapie, denn das Präparat sei »easy to administer, so that quality of life is improved, especially in patients in whom long-term therapy is required.«[62]

61 Wing-Yan Au et al.: Oral arsenic trioxide in the treatment of relapsed acute promyelocytic leukaemia. In: Blood 102 (2003). S. 407.

62 Dao-Pei Lu et al.: Tetra-arsenic tetra-sulfide for the treatment of acute promyelocytic leukaemia: a pilot report. In: Blood 99 (2002). S. 3136–3143.

Die Zukunft wird zeigen, welche Verbindungen des Arsens in welchen Darreichungsformen sich durchsetzen werden. Gerade in Gesundheitssystemen, die nicht über die finanziellen Mittel der hochzivilisierten westlichen Welt verfügen, dürfte »zur weiteren Anwendung« der Fowler'schen Lösung in oraler Form »Grund vorhanden sein«!

Manfred Fankhauser, Langnau

CANNABIS – EINE RAUSCHDROGE MACHT KARRIERE ALS HEILMITTEL

Exakte Angaben über den Zeitpunkt und die Herkunft von Cannabis als Arzneipflanze sind schwierig. Allgemein gilt jedoch, dass die Heimat des Hanfs in Zentralasien zu suchen ist. Die ältesten Quellen über die medizinische Anwendung stammen aus China und Ägypten. Der chinesische Arzt Hua t'uo soll um 200 n. Chr. ein mit Wein versetztes Hanfpräparat als Anästhetikum bei chirurgischen Eingriffen verwendet haben. Von China scheint die Pflanze um 800 v. Chr. nach Indien gelangt zu sein. Dort verwendete man sie wegen ihrer rauscherzeugenden Wirkung bei bestimmten Kulthandlungen, und sie nahm bald einen festen Platz unter den indischen Heil- und Rauschmitteln ein.

Den alten Griechen und Römern war Cannabis sowohl als Faserlieferant als auch als vielfältiges Heilmittel ein Begriff. Neben Dioskurides (1. Jh. n. Chr.) erwähnt auch einer der berühmtesten Ärzte der Antike überhaupt, Galenos (129–199/200), den Hanf in zwei seiner zahlreichen Schriften. Trotz einiger konkreter Hinweise auf die betäubende Wirkung der Pflanze, unter anderem auch von Galen, blieb deren Bedeutung als Rauschmittel im Vergleich zum Opium gering.

Auch einige arabische Ärzte gehen auf die medizinische Verwendbarkeit von Cannabis ein. Im Mittelalter genoss vor allem der Hanfsamen als Heilmittel hohes Ansehen. Ausführlich behandelt beispielsweise Hildegard von Bingen (1098–1179) die Kultivierung und Verwendung von Hanf. Die prachtvollen ›Kräuterbücher‹ der frühen Neuzeit bringen zum Hanf wenig Neues; allerdings enthalten sie schöne Abbildungen der Cannabispflanze.

Wie in den vorangegangenen Jahrhunderten wurde Hanf bis zum Beginn des 19. Jahrhunderts vor allem als Faserlieferant genutzt. Als Arzneipflanze spielte Cannabiskraut indes nur eine marginale Rolle, hingegen wandte man aus Hanfsamen gepresstes Öl oder Hanfmilch insbesondere als Heilmittel gegen Gonorrhö oder gegen Cystitis an.

Anfang des 19. Jahrhunderts brachte der französische Naturforscher Pierre Sonnerat (1745–1814), von einer Orientreise indischen Hanf nach Frankreich mit. Zögerlich begann man sich nun für diese ›neue Pflanze‹ zu interessieren; in pharmazeutisch-medizinischen

Fachzeitschriften gab es regelmäßig Aufsätze über Cannabis indica. Im renommierten Hufeland-Journal erschien im Jahr 1823 eine Veröffentlichung über den Gebrauch des indischen Hanfextraktes, in der der Autor berichtet:

»Das Extraktum (Foliorum?) Cannabis wurde in der Polyklinik in Berlin gegen Tussis convulsiva in einem Falle mit schneller Hülfe gebraucht, und dasselbe in Pulver mit Zucker zu 4 Gran täglich verordnet.«[1].

Die erste ausführliche Beschreibung zur medizinischen Verwendung des indischen Hanfs in Europa lieferte im Jahr 1830 der deutsche Apotheker und Botaniker Friedrich Ludwig Nees von Esenbeck (1787–1838). Trotzdem blieb die Nutzung des Hanfkrauts als Arzneimittel bis zu diesem Zeitpunkt noch gering. Dies änderte sich aber noch vor der Mitte des 19. Jahrhunderts; im Jahr 1839 veröffentlichte der im indischen Kalkutta stationierte irische Arzt William B. O'Shaughnessy (1809–1889) eine umfassende Studie über den indischen Hanf. Seiner Arbeit mit dem Titel ›On the Preparations of the Indian Hemp or Gunjah‹ ist es hauptsächlich zu verdanken, dass sich Cannabis indica auch in der europäischen Schulmedizin etablieren konnte. Für seine Untersuchungen hatte O'Shaughnessy verschiedene Hanfpräparate mit zum Teil großem Erfolg bei Indikationen wie Rheuma, Tollwut, Cholera, Tetanus, Konvulsionen und Delirium tremens eingesetzt. Haschisch hielt er für ein gutes Mittel, seinen Patienten Linderung zu verschaffen oder sie sogar ganz von ihren Symptomen, insbesondere Krämpfen, zu befreien, wie er schrieb: »Die vorliegenden Fälle geben zusammengefasst meine Erfahrungen mit Cannabis indica wieder und ich glaube, dass dieses Heilmittel ein Antikonvulsivum von grösstem Wert ist«[2].

In Europa reagierte man prompt auf diese neuen Erkenntnisse aus Indien, wobei man Cannabis indica auch gegen die Tollwut, Cholera oder Starrkrampf einzusetzen beabsichtigte, denen man relativ hilflos gegenüber stand, da man sie noch nicht als Infektionskrankheiten erkannt hatte. Die Ergebnisse von O'Shaughnessy gaben zu großen Hoffnungen Anlass. Als erste waren es die Franzosen, die sich intensiv

1 J. H. Dierbach: Die neusten Entdeckungen in der Materia medica. Heidelberg. Leipzig 1828. S. 420.

2 W. B. O'Shaughnessy: On the preparations of the Indian hemp, or Gunjah. In: Transactions of the Medical and Physical Society of Bengal (1838–40), 421f. Reprint in: Marijuana. Medical papers 1839–1972. Hrsg. von T. H. Mikuriya. Oakland 1973. S. 29.

mit dieser Pflanze beschäftigten. Bereits 1840 benutzte der in Ägypten ansässige französische Arzt Louis Aubert-Roche (1809–1874) das Haschisch scheinbar erfolgreich gegen die Pest[3]. Praktisch gleichzeitig begann sein Landsmann und Freund, der Psychiater Jacques Joseph Moreau de Tours (1804–1884), mit Haschisch zu experimentieren. Anfänglich machte er Versuche mit Tauben und Kaninchen, an die er hohe Dosen von Haschischextrakt verfütterte, bevor er es an Freunden, Mitarbeitern, Patienten und an sich selbst testete. Er war überzeugt, dass auch in der Psychiatrie Haschisch das Mittel der Wahl sei. Sein 1845 veröffentlichtes Buch ›Du Hachisch et de l'aliénation mentale‹ erregte damals großes Aufsehen und wird heute noch als Beginn der experimentellen Psychiatrie und Psychopharmakologie angesehen.[4]

Nicht nur in der medizinischen Welt fanden die Ausführungen von Moreau de Tours Beachtung, sondern auch in Dichter- und Künstlerkreisen. So kam es, dass der Dichter Théophile Gautier (1811–1872) von Moreau de Tours Haschischproben erhielt und im Jahr 1843 unter dem Titel ›Le Club des Hachichins‹ in der Pariser Zeitung ›La Presse‹ einen erlebten Haschischrausch ausführlichst beschrieb. Der von Gautier mitbegründete ›Klub der Haschischesser‹ hielt regelmäßig Zusammenkünfte im Hôtel Pimodan auf der Seine-Insel St. Louis ab, wo Gautier zusammen mit Charles Baudelaire (1821–1867) einige Jahre eine Mansarde bewohnte. Weitere prominente Mitglieder des Klubs waren Alexandre Dumas (1802–1870) und Honoré Daumier (1808–1879)[5]. Andere bekannte Zeitgenossen wie Honoré de Balzac (1799–1850), Gustave Flaubert (1821–1880) oder Victor Hugo (1802–1885) nahmen nur gelegentlich an diesen Treffen teil, ohne aber Selbstversuche mit Haschisch durchzuführen[6].

Angeregt von Moreau de Tours und dem späteren Professor der Pharmazie Eugène Soubeiran (1797–1859) veröffentlichte im Jahr 1848 Apotheker Edmond de Courtive seine Doktorarbeit ›Haschish‹, die

3 A. Hirsch (Hrsg.): Biographisches Lexikon der hervorragenden Aerzte aller Zeiten und Völker. Wien, Leipzig 1884–1886. S. 221.

4 M. Weber: J. J. Moreau de Tours (1804–1884) und die experimentelle und therapeutische Verwendung von Haschisch in der Psychiatrie. Zürich 1971. S. 8.

5 H. Moreau: Etudes sur le hachich. Med. Diss. Paris 1904. S. 17.

6 H. G. Behr: Von Hanf ist die Rede. Kultur und Politik einer Droge. Basel 1982. S. 135 und T. A. Haenel: Kulturgeschichte und heutige Problematik des Haschisch. Med. Diss. Basel 1970. S. 104.

große Beachtung fand. Neben chemischen Analysen führte er mit diversen Haschischpräparaten Selbstversuche durch, deren physische und psychische Auswirkungen er genau beschrieb.[7] Die erfolgversprechenden Resultate der Pioniere O'Shaughnessy, Aubert-Roche und Moreau de Tours nahmen viele Ärzte zum Anlass, dieses neue Heilmittel in der Therapie einzusetzen. Zunächst waren es vor allem Mediziner der Kolonialmächte England und Frankreich, die sich für den Einsatz von Indisch-Hanf-Präparaten zu interessieren begannen. Die dazu nötigen Rohstoffe oder Präparate wurden in beachtlichen Mengen aus den Kolonien, insbesondere aus Indien, nach Europa importiert[8]. Hanf wurde in dieser Zeit vor allem in drei Handelsformen nach Europa verkauft, zum einen als ›Ganjah‹, das ausschließlich aus den blühenden Spitzen der weiblichen, gut kultivierten Pflanze besteht. Meist werden 24 Blütenschwänze in zirka 1 m lange und bis 11 cm dicke Bündel gebunden. Eine zweite Handelsform ist ›Charras‹, das man aus dem Harz, welches vor allem aus den Blüten, aber auch von den Blättern und Stängeln der weiblichen Pflanze ausgeschieden wird, gewinnt. Heute wird das ausgeschiedene Harz als Haschisch bezeichnet. Die dritte Handelsform stellt ›Bhang‹ dar, das man aus den von den Stängeln befreiten Blättern der weiblichen Hanfpflanze gewinnt. Es gelangte meist als Pulver auf den europäischen Markt. In Europa fand vor allem ›Ganjah‹ pharmazeutische Verwendung.

Anfänglich setzte man Haschisch in den von O'Shaughnessy genannten Anwendungsgebieten ein; später wurde das Indikationsgebiet für Haschisch wesentlich erweitert. Insbesondere die Erfolgsmeldungen im Kampf gegen Tetanus veranlassten englische und französische Mediziner, dieses neue Wundermittel gegen den gefürchteten Wundstarrkrampf einzusetzen.[9]

Auch die in dieser Zeit von Samuel Hahnemann (1755–1843) begründete Homöopathie nahm indischen Hanf alsbald in ihren Arzneischatz auf. Die Unterscheidung in die zwei so genannten Arzneimittelbilder ›Cannabis sativa‹ und ›Cannabis indica‹ blieb bis heute gültig.

7 E. de Courtive: Haschish. Etude historique, chimique et physiologique. Pharm. Diss. Paris 1848. S. 35f.

8 T. und H. Smith: Process for preparing cannabine (?) or hemp resin. In: Pharm. Journ. and Transactions, 6 (1847), 171.

9 T. Martius: Pharmakognosie und Pharmazie im Jahre 1842. Jahresbericht über die Fortschritte der Pharmacie in allen Ländern im Jahr 1842. Erlangen 1844. S. 297.

Ermutigt von den vielen positiven Berichten, vor allem aus England, befasste sich der bulgarische Arzt Basilus Beron in seiner Dissertation ›Ueber den Starrkrampf und den indischen Hanf als wirksames Heilmittel gegen denselben‹ intensiv mit diesem Thema. Die Schlussfolgerung seiner Arbeit lautete:

> »Ich war so glücklich, dass, nachdem wir fast alle bis jetzt bekannten antitetanischen Mittel fruchtlos angewandt, nach der Anwendung des indischen Hanfes der mir zugetheilte Kranke vom Starrkrampf ganz geheilt wurde«, [...], »weswegen der indische Hanf dringend gegen den Starrkrampf zu empfehlen ist«[10].

Der indische Hanf wurde bis Mitte des 19. Jahrhunderts neben den bereits erwähnten Indikationen hauptsächlich bei Krankheiten wie Neuralgien und anderen Schmerzen, Cholera, Hysterie, Geistesgestörtheit, Hämorrhagie und Schlafstörungen eingesetzt. Da es in dieser Zeit noch keine Fertigpräparate gab, wurden insbesondere Cannabisextrakte und -tinkturen verordnet.

In der zweiten Hälfte des 19. Jahrhunderts begann der eigentliche Siegeszug der Arzneipflanze Cannabis. Nach der Dissertation von Beron erschien noch im gleichen Jahr (1852) die Promotionsschrift von Franz von Kobylanski, der sich ebenfalls mit Cannabis, speziell mit dessen Wirkung als Wehenmittel, beschäftigte[11].

Vier Jahre später verfasste Georg Martius in Deutschland seine umfassende Arbeit ›Pharmakognostisch-chemische Studien über den Hanf‹, die eine ebenso große Beachtung fand wie die Versuche des Wieners Carl Damian Ritter von Schroff (1802–1887), der aber wie einige andere auch, die Cannabispräparate nicht für unbedenklich hielt und bemerkte,

> »dass der indische Hanf und alle aus ihm bereiteten Präparate in Bezug auf den Grad und die Art der Wirkung nach Verschiedenheit der Individualität sowohl im gesunden als im krankhaften Zustande die grösste Mannigfaltigkeit darbieten, dass sie daher zu den unsichern Mitteln gehören und der Arzt jedenfalls mit grosser Vorsicht sich derselben bedienen soll«[12].

10 B. Beron: Ueber den Starrkrampf und den indischen Hanf. Med. Diss. Würzburg 1852. S. 5, 48.

11 F. von Kobylanski: Ueber den indischen Hanf mit besonderer Rücksicht auf seine wehenfördernde Wirkung. Med. Diss. Würzburg 1852. S. 30.

12 K. D. von Schroff: Fall einer Vergiftung mit Haschisch. In: N. Rep. Pharm. Bd. VII. München 1858. S. 112.

Zur gleichen Zeit veröffentlichte Ernst Freiherr von Bibra (1806–1878) sein Standardwerk ›Die narkotischen Genussmittel und der Mensch‹, in dem er dem Haschisch dreißig Seiten widmet. Neben den Erfahrungen anderer schildert er ausführlich seine Selbstversuche mit Haschisch. Sein abschließendes Urteil lautet:

»Die neueren Versuche und Erfahrungen, welche man über die medicinische Wirkung der Hanfpflanze und ihrer Präparate gemacht hat, sind sehr zu ihrem Vortheile ausgefallen«[13].

In dieser Zeit nahmen die meisten europäischen Länder, aber auch die Vereinigten Staaten, den indischen Hanf in ihre Landespharmakopöen auf, was zugleich den Stellenwert, den man dieser Heilpflanze mittlerweile einräumte, reflektiert. In den Arzneibüchern findet man vermehrt Monographien zu ›Herba Cannabis indicae‹, ›Tinctura Cannabis indicae‹ und ›Extractum Cannabis indicae‹, während ›Semen/Fructus Cannabis‹ und ›Oleum Cannabis‹ nur noch selten vorkommen.

Nach wie vor waren es vor allem Frankreich und England, aber auch Amerika, die diesem Heilmittel in der westlichen Medizin endgültig zum Durchbruch verhalfen. Auch in Deutschland trieb man indes die Erforschung des indischen Hanfs voran. Eine umfangreiche, häufig zitierte Arbeit dieser Zeit stammt von Bernhard Fronmüller aus dem Jahr 1869. Dieser hatte sich schon seit längerer Zeit mit den Eigenschaften der Hanfpflanze beschäftigt. Seine Cannabisversuche im Rahmen der ›Klinischen Studien über die schlafmachende Wirkung der narkotischen Arzneimittel‹ führte er mit tausend Probanden durch. Die Versuchspatienten litten – durch verschiedenste Krankheiten bedingt – an schweren Schlafstörungen. Die Resultate seiner Untersuchung waren sehr positiv, so dass er feststellte.

»Der indische Hanf ist unter den bekannten betäubenden Mitteln dasjenige, welches eine den natürlichen Schlaf am vollkommensten ersetzende Narkose erzeugt, ohne besondere Hemmung der Ausscheidungen, ohne Hinterlassung schlimmer Nachwirkung, ohne folgende Paralysen«[14].

13 E. von Bibra: Die narkotischen Genussmittel und der Mensch. Nürnberg 1855. S. 290.

14 B. Fronmüller: Klinische Studien über die schlafmachende Wirkung der narkotischen Arzneimittel. Erlangen 1869. S. 69.

Anerkannte Arzneimittelfachleute oder Pharmakognosten der Zeit widmeten ›Cannabis indica‹ mehr oder weniger umfangreiche Abhandlungen, einige von ihnen bemängelten indes die Unzuverlässigkeit der Haschischpräparate. Das Problem der Standardisierung sollte die Cannabispräparate bis zu ihrem Verschwinden aus dem Arzneischatz begleiten. Der Pharmakologe Rudolf Kobert (1854–1918) war einer der wenigen, die auf die Gefahr des Langzeitkonsums hinwiesen: »Der habituelle Genuss aller wirksamen Hanfpräparate depraviert (»verdirbt«) den Menschen und führt ihn ins Irrenhaus«[15].

Die Zeitspanne zwischen 1880 bis 1900 kann als Höhepunkt der ›Karriere als Arzneimittel‹ von Cannabis bezeichnet werden. In wohl fast allen europäischen Ländern und Amerika hatte sich mittlerweile der Gebrauch von Haschischpräparaten durchgesetzt. Nach wie vor waren es Wissenschaftler aus England, Frankreich, Deutschland und den Vereinigten Staaten, die die Cannabisforschung konsequent vorantrieben. So ist es kein Zufall, dass ein Großteil der auf den Markt kommenden Spezialitäten aus diesen Ländern stammte. Es war insbesondere das Verdienst der Firma E. Merck in Darmstadt, dass Cannabispräparate in Europa gegen Ende des 19. Jahrhunderts vermehrt verwendet wurden. Einer der beliebtesten Ausgangsstoffe für die Herstellung von Cannabispräparaten war in dieser Zeit ›Cannabinum tannicum Merck‹. Aber auch die Firma Bourroughs, Wellcome & Co. in England produzierte Cannabispräparate. In den Vereinigten Staaten nahmen sich die Firmen Squibb in New York, aber vor allem Parka-Davis & Co. in Detroit und später auch Eli Lilly & Co., der Herstellung an. Dank dieser Unternehmungen standen qualitativ hochwertige Rohstoffe und Fertigpräparate zur Verfügung. Das wahrscheinlich am häufigsten verwendete Hanfpräparat war das Schlafmittel Bromidia der amerikanischen Firma Battle & Co., bei dem es sich um ein Kombinationspräparat handelt, das neben Cannabisextrakt Bromkalium, Chloralhydrat und Bilsenkraut enthielt. Während im 19. Jahrhundert noch Monopräparate dominierten, wurden im 20. Jahrhundert verstärkt Kombinationspräparate diesen vorgezogen. Von allen erhältlichen Cannabismedikamenten waren die meisten zur innerlichen Anwendung bestimmt, doch gab es auch topische Präparate wie Salben oder die weit verbreiteten Hühneraugentinkturen.

15 R. Kobert: Lehrbuch der Pharmakotherapie. Stuttgart 1897. S. 465.

Unterdessen setzte Frankreich seine fünfzigjährige Forschungstradition zu Haschisch fort, und so wurden Ärzte und Apotheker weiterhin mit Arbeiten über Haschisch promoviert. 1891 veröffentlichte Georges Meurisse (geb. 1864) seine Dissertation ›Le Haschich‹, und fünf Jahre später erschien ›Le chanvre indien‹ von Hastings Burroughs (geb. 1853). Letzterer bezog sich stark auf die Arbeit von Villard, führte aber auch eigene therapeutische Versuche durch. Zusammenfassend stellte er fest: »In therapeutischen Dosen ist der indische Hanf ungefährlich und hätte es verdient, vermehrt benützt zu werden.[16]«

In Deutschland wandten sich Doktoranden wie H. Zeitler (›Ueber Cannabis indica‹, 1885) und M. Starck (›Ueber die Anwendungsweise der neueren Cannabispräparate‹, 1887) dem Thema Haschisch zu, ehe schließlich unter der Leitung der bekannten Professoren Johann Georg Dragendorff (1836–1898) und Rudolf Kobert der Apotheker Leib Lapin im Jahr 1894 seine Dissertation ›Ein Beitrag zur Kenntniss der Cannabis indica‹ abschloss. Im ersten Teil seiner Arbeit bietet Lapin eine Übersicht über die bis dahin gebräuchlichen »Volks-, Fabrik- und officinellen Hanf-Präparate«. Im zweiten Teil geht er näher auf die Pharmakologie des Cannabindons, eines von ihm erstmals beschriebenen Cannabisderivats ein. Die Bemerkung im Vorwort seiner Untersuchung spiegelt die Unsicherheit wider, mit der man dem indischen Hanf bezüglich Arzneimittelsicherheit nach wie vor gegenüberstand:

> »Wäre es so leicht die Haschischfrage zu lösen, so würde sie sicher schon einer der vielen früheren Untersucher gelöst haben; ich glaube, zur definitiven Lösung derselben einen Beitrag geliefert zu haben und dieser Glaube giebt mir den Muth, das Nachfolgende als Dissertation der Oeffentlichkeit zu übergeben«[17].

Einen außerordentlich wichtigen wissenschaftlichen Beitrag zur Cannabisforschung im 19. Jahrhundert lieferte der so genannte ›Indian Hemp Report‹ von 1894. In dieser in der englischen Kolonie Indien durchgeführten Erhebung ging es hauptsächlich darum, die Gewinnung von Drogen aus Cannabis, den Handel mit ihnen und dessen Auswirkungen auf die Gesamtbevölkerung zu untersuchen. Zudem sollte geklärt werden, ob ein Verbot dieser Präparate erforderlich sei. Zu diesem Zweck war eine Expertenkommission gegründet worden,

16 H. Burroughs: Le chanvre indien. o. O. 1896, S. 52.

17 L. Lapin: Ein Beitrag zur Kenntniss der Cannabis indica. Diss. Jurjew [Tartu] 1894. S. 7.

deren Bericht eindrücklich den Stellenwert des Genuss- und Heilmittels Cannabis in Indien gegen Ende des 19. Jahrhunderts hervorhob. Im Wesentlichen gelangte die Kommission zu dem Schluss: »Aufgrund der Auswirkungen der Hanfdrogen scheint es der Kommission nicht erforderlich, den Anbau von Hanf, die Herstellung von Hanfdrogen und deren Vertrieb zu verbieten«[18].

Bis zum Ausgang des 19. Jahrhunderts hatte sich der indische Hanf einen wichtigen Platz in der Materia medica der westlichen Medizin erobert. Die Gefahr einer missbräuchlichen Verwendung der Cannabispräparate wurde bis dahin praktisch nicht thematisiert. A. J. Kunkel bemerkte dazu:

> »Der chronische Missbrauch von Cannabis-Präparaten – Cannabismus – soll in Asien und Afrika sehr verbreitet sein. Er führt zu dauernden schweren Störungen des Gesammt-Organismus, worunter besonders Geistesstörungen – Tobsuchtsanfälle und nachfolgende Schwächezustände genannt werden. – Er ist in Europa nicht beobachtet: von indischen Aerzten dagegen häufig Fälle dieser Erkrankung berichtet«[19].

Zusammenfassend kann festgestellt werden, dass sich Haschisch sowohl in Europa als auch in den Vereinigten Staaten Ende des 19. Jahrhunderts einen beachtlichen Platz als Medikament erobert hatte. Die wichtigsten Indikationen waren Schmerzen, insbesondere Migräne und Dysmenorrhö, Pertussis, Asthma, Schlafstörungen und Unruhezustände. Zusätzlich wurde Haschisch relativ häufig als Zusatz in Hühneraugenmitteln angewendet. Seltenere Indikationen bildeten Magenschmerzen, Depressionen, Diarrhö, Appetitlosigkeit, Pruritis, Metrorrhagie, Basedow und Malaria. Daneben gab es unzählige Einzelfälle, bei denen gleichfalls Cannabispräparate – teilweise mit gutem Erfolg – eingesetzt wurden, doch blieben diese von geringer Bedeutung.

Es ist bezeichnend, dass Ärzte, die sich intensiv und über viele Jahre hinweg mit dem Arzneimittel Cannabis beschäftigten, dieses vornehmlich als wertvolles Mittel ansahen. Andere hingegen lehnten es ab, hielten es oft für wertlos oder gar gefährlich. In Bezug auf die unsichere Wirkung der Cannabispräparate waren sich allerdings beide Gruppen einig. Nachdem Cannabispräparate um die Jahrhundertwende noch häufig angewandt worden waren, verschwanden sie

18 R. W. Leonhardt: Haschisch-Report. Dokumente und Fakten zur Beurteilung eines sogenannten Rauschgiftes. München 1970. S. 186.

19 A. J. Kunkel: Handbuch der Toxikologie. Erste Hälfte. Jena 1899. S. 839.

gegen Mitte des 20. Jahrhunderts vollständig aus dem Arzneischatz. Im Folgenden sollen die Hauptgründe dafür angeführt werden:

1. Die Medizinische Entwicklung: Für nahezu alle Hauptanwendungsgebiete der Cannabispräparate wurden noch vor Beginn des 20. Jahrhunderts neue spezifische Arzneimittel eingeführt. Zur Behandlung der Infektionskrankheiten Cholera, Tetanus, etc. konnten Impfstoffe entwickelt werden, die nicht nur wie Cannabis die Symptomatik bekämpften, sondern sogar Schutz vor einer Infektion boten. Andere bakterielle Erkrankungen wie die Gonorrhoe, die häufig mit Cannabis therapiert wurden, ließen sich etwas später mit den neu entwickelten Chemotherapeutika erfolgreich behandeln. Auch als Schlaf- und Beruhigungsmittel bekam Cannabis indica Konkurrenz durch neue chemische Substanzen wie Chloralhydrat oder später die Barbiturate. Anders als die Vielzahl von Opiatmedikamenten wurden die Cannabispräparate auch als Analgetika bald von chemischen Mitteln verdrängt. Große Bedeutung erlangte hier schon kurz nach seiner Einführung im Jahr 1899 das Aspirin.

2. Die pharmazeutische Instabilität der Cannabispräparate: Schon mehrfach ist darauf hingewiesen worden, dass die unterschiedliche Wirksamkeit der Haschischpräparate immer wieder in der Literatur hervorgehoben wurde. Verschiedenste Faktoren wie Provenienz, Alter, Lagerung und Galenik der Droge führten dazu, dass sich das Arzneimittel entweder als hochwirksam oder auch als unwirksam zeigen konnte. Anders als beispielsweise bei Alkaloid-Drogen wie dem Opium gelang die Isolierung des wirksamkeitsbestimmenden Stoffes erst gegen Mitte des 20. Jahrhunderts.

3. Rechtliche Einschränkungen: In Folge der restriktiveren internationalen und nationalen Gesetzgebung wurde die Verwendung der Cannabispräparate immer stärker eingeschränkt. Im 20. Jahrhundert unterstellte man die Haschischpräparate schließlich der Betäubungsmittelpflicht, was ihre Anwendung in der Praxis massiv erschwerte, bis schließlich ein generelles Verbot die Verwendung ganz ausschloss.

4. Wirtschaftliche Aspekte: Aufgrund von Einschränkungen in den Produktionsländern – vor allem in Indien – und bedingt durch die beiden Weltkriege wurde es immer schwieriger, hochwertigen indischen Hanf nach Europa zu importieren. Auch für die Droge Cannabis galt das Gesetz von Angebot und Nachfrage, was bedeutete, dass sowohl die Preise der Rohprodukte (z. B. für Herba Cannabis indicae) als auch der Präparate (z. B. Extractum Cannabis indicae) massiv stiegen.

Im 19. Jahrhundert, insbesondere in der 2. Hälfte, wurde aus dem bis dahin in Europa relativ unbekannten indischen Hanf ein geschätztes Heilmittel. Den Höhepunkt ihrer Popularität erreichten Cannabispräparate in der Zeit von 1880 bis 1900. Aus den oben genannten Gründen verschwand eine bewährte Droge schließlich aus dem Arzneischatz.

Cannabis als Arzneimittel in heutiger Zeit

Aufgrund internationaler Vereinbarungen wurde die Verwendung von Cannabis – auch als Heilmittel – weltweit verboten. Insbesondere das Einheitsübereinkommen (Convention on Narcotic Drugs) aus dem Jahr 1961 erlaubte auch die arzneiliche Verwendung von Cannabis nicht mehr. Trotz des Verbots für Cannabismedikamente blieb die Forschung jedoch nicht stehen; wichtige Meilensteine in der Cannabisforschung stellen die Entdeckung des Delta-9-Tetrahydrocannabinols (THC) im Jahre 1964 sowie der Cannabinoid-Rezeptoren zu Beginn der 1990er Jahre dar. In den letzten zwanzig Jahren haben sich Forscher erneut mit Cannabis und Cannabinoiden beschäftigt; die Fülle von Daten und wissenschaftlichen Publikationen ist kaum mehr zu überblicken. In einigen wenigen Ländern sind Cannabispräparate wie MARINOL (Dronabinol), CESAMET (Nabilon) und seit April 2005 SATIVEX (standardisierter Cannabisextrakt) im Handel. Als zugelassene Indikationen für Dronabinol und Nabilon werden Übelkeit und Erbrechen, Anorexie und Gewichtsverlust genannt. SATIVEX wird zur Behandlung neuropathischer Schmerzen bei Multipler Sklerose verwendet.

Von diesen Ausnahmen abgesehen gibt es ansonsten jedoch Hanfmedikamente nicht mehr legal im Handel. Trotzdem wird Cannabis von Patienten rege benutzt, meist in Form des Tees, einer alkoholischen Tinktur oder eines Öls. Interessanterweise wird die Form des Rauchens jedoch von den meisten Patienten abgelehnt. Beliebte Indikationen stellen Krämpfe, Schmerzzustände, Asthma, Glaukom und Schlafstörungen dar. Seit über zehn Jahren können Ärzte in Deutschland Dronabinol als Magistralrezeptur verschreiben, seit 2005 auch in Österreich, und in der Schweiz ist ausschließlich das vollsynthetische Dronabinol in Ausnahmefällen rezeptierbar.

Ob die Renaissance für das Heilmittel Cannabis anhält, wird die Zukunft zeigen. Es wäre zu wünschen, dass einige Hanfpräparate der modernen Arzneimitteltherapie wieder zur Verfügung stehen.

Albrecht Eichhorn, Berlin

TRAPIDIL UND TALINOLOL – ERFOLGREICH IN DER ARZNEIMITTELGESCHICHTE?

In diesem Beitrag sollen zwei ostdeutsche Arzneimittel vorgestellt werden, die sich seit mehr als 35 bzw. 30 Jahren kontinuierlich im Arzneimittelsortiment behaupten und bis heute nichts von ihrer therapeutischen Aktualität eingebüßt haben. Dabei ergibt sich zugleich die Frage, ob diese als Karrierearzneimittel bezeichnet werden können.

Welche Kriterien sind an einen Arzneistoff zu stellen, damit sich dieser über mehrere Jahrzehnte bis heute erfolgreich sowohl unter den Bedingungen der einst staatlich gelenkten Planwirtschaft der DDR als auch unter denen der heutigen freien Marktwirtschaft positionieren konnte und sogar den Sprung vom 20. in das 21. Jahrhundert schaffte?

Erfolgskriterien für Karrierearzneimittel

Erfolgskriterien, die sämtlich oder wenigstens größtenteils erfüllt sein sollten, damit ein Arzneimittel als Karrierearzneimittel gelten kann, sind meines Erachtens folgende:

- chemisch definierte Originalentwicklung mit innovativer Leitstruktur,
- detailliert dokumentierte Synthese,
- definierter Wirkungsmechanismus, kontinuierlich präzisiert durch aktuelle klinische Studien, Beobachtungen in der Praxis und Veröffentlichungen,
- neue Anwendungsgebiete,
- lange Anwendungsbeobachtung,
- geringes Nebenwirkungsrisiko,
- geringe Anzahl von Inkompatibilitäten mit anderen Arzneimitteln,
- als gering einzustufendes Intoxikationsrisiko bei bestimmungsgemäßer Anwendung,
- Bekanntheitsgrad im Verschreibungsverhalten der Ärzte,

- internationale Reputation bzw. eine nennenswerte Exportquote in europäische, ggf. überseeische Staaten,
- erfolgreiche Nachzulassung im Rahmen der EG-Recht-Überleitungsverordnung für den gesamtdeutschen Markt bzw. angestrebtes europaweites Zulassungsverfahren,
- Monographie im Europäischen Arzneibuch bzw. in dessen Nachträgen und eine
- günstige pharmakoökonomische Beurteilung

Trapidil und Talinolol werden im Folgenden unter Analyse dieser Erfolgskriterien als Karrierearzneimittel vorgestellt.

Trapidil – eine ungewöhnliche Karriere

Die Entwicklung des Trapidils erfolgte in den Jahren 1969/71 im pharmakologischen Forschungskreis um Professor Dr. Fritz Hauschild (1908–1974) in Zusammenarbeit mit den Laboratorien des Deutschen Hydrierwerkes Rodleben, die zur originären Stoffklasse der Triazolopyrimidine führte. Damit stand eine zukunftsweisende Substanz zur Verfügung, deren Wirkungsspektrum schon damals erkennen ließ, dass sie für die (Akut-)Therapie ischämischer Herzkrankheiten ein herausragender Fortschritt sein könnte. Als Abschluss dieser Arbeiten begann ab 1971 das oral und parenteral wirksame Trapidil als Fertigarzneimittel Rocornal® seine einzigartige dreieinhalb Jahrzehnte andauernde Erfolgskarriere als Koronartherapeutikum bzw. Koronardilatator, nachdem die Substanz ihre Wirksamkeit und Verträglichkeit in zahlreichen klinischen Studien unter Beweis gestellt hatte.[1] Dragees und 2 ml-Ampullenlösung mit jeweils 100 mg Wirkstoff kamen in den Arzneimittelverkehr. Seit dem 1. Januar 1992 befindet sich auf dem gesamtdeutschen Markt nur noch das Rocornal®-Hartkapsel-Präparat, jedoch mit 200 mg Wirkstoff, eingearbeitet in eine neue Galenik.

Tatsächlich unterscheidet sich Trapidil in seiner chemischen Struktur als Triazolopyrimidin-Abkömmling und seinem Wirkungsmechanismus als Phosphodiesterasehemmer von allen anderen früher und heute therapeutisch genutzten Koronartherapeutika. Trapidil gehört zur pharmakotherapeutischen Gruppe der Vasodilatatoren, die bei Herzerkrankungen seit nunmehr dreieinhalb Jahrzehnten

1 Rodleben PHARMA – eine kurze Darstellung. In: medicamentum 32 (1991), 156.

erfolgreich eingesetzt werden. Welches Arzneimittel kann eine solch lange Anwendungsdauer aufweisen!

Trapidil – eine deutsch-japanische Erfolgsgeschichte

Trapidil wird seit 1971 im Deutschen Hydrierwerk Rodleben synthetisiert. Die Mochida Pharmaceutical Co. Ltd., ein führendes japanisches Pharmaunternehmen, nahm Rocornal® Mitte der 1970er-Jahre in Lizenz. Das war zugleich der Beginn einer erfolgreichen und stabilen Zusammenarbeit. In japanischen medizinischen Einrichtungen fanden noch weitere intensive Forschungs- und Entwicklungsarbeiten statt. 1979 erfolgte in Japan die Zulassung von Rocornal® als Koronararzneimittel. Seitdem sind 430 Tonnen Wirkstoff, eine Menge, die 4,3 Milliarden Einzeldosen entspricht, nach Japan geliefert worden. Allein 1990 erzielte der japanische Lizenznehmer mit dem Klassiker aus Rodleben etwa 100 Mio US $ Jahresumsatz.

Trapidil nimmt dort eine Spitzenposition bei der Behandlung von koronaren Herzkrankheiten ein. Innerhalb weniger Jahre nach Einführung stieg Rocornal® dort zu einem der meist verordneten Koronartherapeutika auf. Inzwischen werden mehr als fünf Millionen Patienten mit diesem Arzneimittelklassiker aus Rodleben therapiert.[2]

Trapidil im neuen Pharmawerk

Heute erfolgt die Herstellung des Wirkstoffes in einer in den Jahren 1994/95 neu aufgebauten hochmodernen Syntheseanlage. Grundlage dafür war ein 1992 vereinbartes Joint Venture zwischen der Rodleben Pharma GmbH und der UCB GmbH, einer Tochter der belgischen UCB S. A. Die Anlage zur Synthese von Trapidil wurde in kompakter Bauweise für ein durchgehend kontinuierliches Verfahren konzipiert, selbstverständlich unter Einbeziehung hoher Standards von Mess- und Regeltechnik sowie moderner Analytik und In-Prozess-Kontrollen.

Als Ergebnis des Gemeinschaftsunternehmens entstanden ab 1993 neue Gebäude für Produktion, Lagerung nach GMP-Richtlinien sowie Verwaltung, die in Anwesenheit des belgischen Thronfolgers 1994

2 Werksschriften Rodleben Pharma GmbH. Stand September 1997 sowie Dr. Rentschler Arzneimittel GmbH & Co.: Rocornal®'s großer Bogen. Laupheim / UCB GmbH Pharma Kerpen. Stand Januar 1993.

eingeweiht wurden. Umso unverständlicher erscheint daher, dass im Januar 2008 der endgültige Synthesestopp für Trapidil in Rodleben verfügt wurde, nachdem noch eine Charge von einigen Tonnen auf Vorrat produziert worden war.

Rodleben Pharma GmbH – integriert in die Schwarz Pharma Deutschland GmbH – die ihrerseits wiederum seit 2007 mit Mehrheitsbeteiligung zur UCB GmbH gehört, ist als pharmazeutisches Unternehmen zum 31. März 2008 ebenfalls geschlossen worden.[3]

Neue Facetten eines Klassikers

Der einzigartige, komplexe Wirkungsmechanismus des Trapidils lässt sich nicht allein auf eine Dilatation der Koronararterien reduzieren. Im Verlaufe der Zeit konnten weitere Wirkungsmechanismen aufgefunden werden, die neue Anwendungsgebiete ermöglichten. Neben der selektiven Phosphorylierung zellulärer Proteine durch Proteinkinaseaktivierung zeigte Trapidil eine zusätzliche vasodilatierende positiv inotrope und chronotrope Wirkung sowie eine Thrombozytenaggregationshemmung. Diese antiaggregatorischen Phänomene sind in japanischen Studien bereits Ende der 1970erJahre nachgewiesen worden.

Schon 1989 erfolgte die Zulassung als Thrombozytenaggregationshemmer in Italien. Die verabfolgten Konzentrationen müssen allerdings über denen der bis dahin üblichen therapeutischen liegen. Trapidil bleibt klinisch erfolgreich und weiterhin wissenschaftlich innovativ. Neben der Thrombozytenaggregationshemmung wurde ebenfalls die Hemmung des aus den Thrombozyten stammenden Wachstumsfaktors PDGF (= platelet derived growth factor) beschrieben. Dieser Faktor kann für die Progredienz atherosklerotischer Prozesse sowie der Verbesserung der Fließeigenschaften des Blutes verantwortlich gemacht werden.

Italienische und US-amerikanische Studien stimmen zuversichtlich, Trapidil zur medikamentösen Restenose-Prophylaxe nach perkutaner transluminaler Koronarangioplastie (PTCA = percutaneous trans-

3 Persönliche Mitteilungen von Heinz Völkner, ehemaliger Leiter Produktion und Technik, Rodleben GmbH, vom 11., 14. und 19. März 2008.

luminal coronary angioplasty) einzusetzen.[4] Für mit Trapidil beschichtete implantierte freisetzende Stents, sogenannte ›drug eluting stents‹, sind prospektive, randomisierte und kontrollierte Studien in Arbeit.[5] Zahlreiche ausländische Publikationen der letzten Jahre ergänzten die ungewöhnliche Biografie eines einzigartigen Therapeutikums und ließen immer wieder neue Facetten des Wirkungsspektrums erkennen, nämlich eine

- antiatherosklerotische, koronarspasmolytische Wirkung bei Postinfarktpatienten,
- antistenotische Wirkung,
- Senkung des systemischen und pulmonalen Gefäßwiderstandes.[6]

Klinische Untersuchungen zeigten, dass Trapidil experimentell erzeugte Gefäßspasmen beseitigen kann und die Intimaproliferation abschwächt.[7] Unerwünschte Nebenwirkungen traten unter Anwendung von Rocornal® 200 mg Kapseln meist nur zu Behandlungsbeginn auf und dann meist ›gelegentlich‹ (d.h. = 0,1 % – < 1 %) bis ›selten‹ (d.h. = 0,01 % – < 0,1 %), beispielsweise

- Kopfschmerzen,
- Magen-Darm-Beschwerden,
- Überempfindlichkeitsreaktionen
- gelegentlich reversible Erhöhung der Leberenzyme.

Die japanische Gesundheitsbehörde bescheinigte bei etwa 12 000 mit Rocornal® therapierten Patienten eine Nebenwirkungsquote von 2,7 Prozent. Das Intoxikationsrisiko ist demnach bei bestimmungsgemäßer Anwendung äußerst gering. Erfahrungen mit Intoxikationen am Menschen liegen indes bisher nicht vor. Präklinische Daten zur Sicherheit geben auch heute keinerlei Hinweise auf ein mutagenes und

4 Jürgen Stoschek: Koronartherapeutikum Trapidil. Neue Facetten eines Klassikers. In: Deutsches Ärzteblatt 97 (2000), 97.

5 Hermann Liekfeld: Trapidil, ein Koronartherapeutikum. In: Pharmazeutische Zeitung 139 (1994), 34–36.

6 Persönliche Mitteilung von Dr. Ulrich Ney, Associate Director Medical Affairs PCP, UCB Group / Schwarz Pharma Deutschland GmbH Monheim vom 18. Februar 2008.

7 Gisela Dietz: Response to injury. Hypothesen und Methoden. In: Pharmazeutische Zeitung 139 (1994), 72.

tumorerzeugendes Potenzial. Es sind bisher auch keine teratogenen Effekte bei drei Tierspezies (Maus, Ratte, Kaninchen) aufgetreten. Pharmazeutische Inkompatibilitäten wurden bisher nicht bekannt.[8]

Die gute Wirksamkeit und exzellente Verträglichkeit von Rocornal® dokumentiert eine von UCB im Jahre 2002 in Auftrag gegebene Praxisstudie.[9] Bei der Behandlung mit einer individuell ermittelten Dosierung von 300 mg Trapidil zeigte es bei 289 Patienten eine deutliche Symptomverbesserung. Die Anzahl der Angina pectoris-Anfälle sank signifikant (von 3,73 auf 0,85 / Woche), wobei deren Intensität deutlich gemindert war. 79 Prozent beurteilten diese als sehr gut, die restlichen 21 Prozent als gut. Vor dem Hintergrund dieser Ergebnisse sprachen sich 99 Prozent der Patienten und ihrer behandelnden Ärzte für eine Fortsetzung der Therapie mit Rocornal® aus.

Eine Karriere geht zu Ende

Trapidil fand im Nachtrag 2001 zur Europäischen Pharmakopöe Aufnahme. Die Nachzulassung schloss das Bundesinstitut für Arzneimittel und Medizinprodukte (BfArM) in Bonn nach kritischer Prüfung der Dokumentation 2005 ab und erteilte die Zulassungs-Nummer.

Ein europäisches Zulassungsverfahren wird jedoch nicht mehr angestrebt. Rocornal® soll noch fünf bis sieben Jahre im Markt verbleiben, bis alle hergestellten Vorräte aufgebraucht sind. Dann endet eine außergewöhnliche Arzneimittelkarriere, wahrscheinlich ökonomischen Zwängen folgend. Dieter Onken, Jenapharm, hatte dennoch Recht, als er nach 30 Jahren konstatierte: »Trapidil aus Rodleben – ein Highlight der DDR-Pharmaindustrie«.[10]

Talinolol – ein Langläufer

Talinolol stammt aus den Forschungsabteilungen des Arzneimittelwerkes Dresden. Ernst Carstens (1915–1986), Eckardt, Fiedler u.a. variierten die Struktur des ersten damals im Markt befindlichen kardiospe-

8 Fachinformation Rocornal® 200 mg Kapseln. Stand Juni 2007.

9 Journal MED 07.02.2002, Praxisstudie mit Rocornal®, Veröffentlichung ist in Vorbereitung.

10 Dieter Onken u.a.: Trapidil aus Rodleben – ein Highlight der DDR-Pharmaindustrie. In: Zeitzeugenberichte IV – Chemische Industrie. Hrsg. von K. Krug u. H.-W. Marquart. Frankfurt/Main (2001), S. 160–170.

zifisch wirksamen β_1-Rezeptorenblockers Practolol (Dalzic®), indem sie eine große Anzahl substituierter Phenoxyalkanolamine mit z. T. starker spezifischer β-Rezeptorenblockade synthetisierten.[11] Femmer, Bartsch u. a. führten anschließend Struktur-Wirkungsbeziehungen, pharmakologische Untersuchungen sowie chemische Toxizitätsprüfungen an Ratten und Beagle-Hunden durch, teils in den werkseigenen Laboratorien, teils in Kooperation mit der Dresdner Medizinischen Akademie Carl Gustav Carus und dem Anatomischen Institut der Universität Leipzig.[12]

1975 hatte schließlich der Wirkstoff Talinolol, ein selektiver Betablocker ohne partielle agonistische Aktivität, seine Marktreife erlangt.[13] Das razemisch vorliegende Talinolol ist peroral und parenteral wirksam und kam als Cordanum®-Dragees mit 50 und 100 mg sowie als Ampullenlösung mit 10 mg Wirkstoff / 5 ml in den Arzneimittelverkehr.[14] Seine Anwendungsgebiete sind:

- ischämische Herzkrankheiten,
- tachykarde Herzrhythmusstörungen,
- hyperkinetisches Herzsyndrom,
- akuter Myokardinfarkt (unter strenger Indikationsstellung) sowie
- arterielle Hypertonie.

In der Roten Liste von 2007 sind nur noch Filmtabletten mit 50 und 100 mg Wirkstoff aufgeführt, die nach einem neuen galenischen Verfahren (snap-tab-Prinzip) hergestellt werden. Talinolol gehört zur Gruppe der selektiven Beta-Rezeptorenblocker.[15]

Für Cordanum® 50 mg / 100 mg Filmtabletten erfolgten allerdings aktuell Indikationseinschränkungen. Beide Arzneimittel sind inzwi-

11 R. Eckardt / E. Carstens / W. Fiedler: Versuche zur Synthese neuer β_1-Rezeptorenblocker. In: Die Pharmazie 30 (1975), 633–637.

12 K. Femmer et al.: Struktur-Wirkungsbeziehungen bei Phenoxyalkanolaminderivaten mit selektiver β_1-Rezeptorblockade. In: Die Pharmazie 30 (1975), 638–642.

13 K. Femmer / R. Bartsch et al.: Zur Pharmakologie von (+/-)-1-(4-Cyclohexylureidophenoxy)-2-hydroxy-3-tert-butylaminopropan (Talinolol, Cordanum®, 02-115). In: Die Pharmazie 30 (1975), 642–651.

14 Arzneimittelwerk Dresden GmbH: Cordanum®, Talinolol. Wissenschaftliche Produktmonographie. Stand 1995.

15 AWD.pharma GmbH & Co. KG: Fachinformation Cordanum® 50, Cordanum® 100. Stand September 2007.

schen nicht mehr zur Anwendung bei koronarer Herzkrankheit, tachykarden Herzrhythmusstörungen, hyperkinetischem Herzsyndrom, akutem Myokardinfarkt sowie zur Reinfarktprophylaxe zugelassen. Die Indikation zur Behandlung der arteriellen Hypertonie bleibt jedoch weiterhin bestehen.[16]

Der originäre β-Rezeptorenblocker aus Dresden

Die Substanz wird in einer so genannten Mehrzweck-Anlage, deren Baubeginn 1975 erfolgte, für chemische Synthesen hergestellt, die 1979 nach schier endlosen Problemen, Schwierigkeiten und auch Enttäuschungen für die Betreiber fertiggestellt werden konnte. Diese Anlage ist in der Lage, vielerlei verkoppelbare Synthesestufen zu realisieren und so bis zu 100 verschiedene Syntheseschritte für über 30 pharmazeutische Wirkstoffe durchzuführen. Die Herstellung des Talinolols erfolgt auch heute noch in dieser Mehrzweck-Anlage,[17] allerdings seit 2004 unter der Regie der Hexal Syntech GmbH bzw. seit Juli 2007 Arevipharma GmbH, nachdem die Wirkstoffproduktion des AWD verkauft worden ist.

Die Wirksamkeit des Talinolols beruht in erster Linie auf der Unterdrückung adrenerger Einflüsse auf das Herz, hervorgerufen durch eine selektive Blockade der β_1-Rezeptoren.

Die scheinbar in sich homogene Stoffklasse der Betablocker ist heute zu einer komplexen Wirkstoffklasse herangewachsen. Wir differenzieren zwischen β-Adrenozeptor-Antagonisten der ersten, zweiten und dritten Generation mit ganz unterschiedlicher β-Rezeptor-subtyp-Selektivität bzw. mit zusätzlicher oder fehlender α-Rezeptor-Blockade bzw. mit mehr lipophilen oder mehr hydrophilen Eigenschaften sowie mit Spezialindikationen (wie Migräne, Glaukom). Talinolol lässt sich auf Grund seiner pharmakologischen Eigenschaften den Betablockern der zweiten Generation zuordnen, die sich durch eine höhere Affinität zu β_1-Adrenozeptoren und weniger stark ausgeprägte vasokonstriktorische und pulmonale Nebenwirkungen auszeichnen.

16 Änderungen 24 / 08, Indikationen / Dosierungen. In: Pharmazeutische Zeitung 153 (2008), 129.

17 AWD.pharma GmbH & Co. KG (Hrsg.): Geschichte des Arzneimittelwerkes Dresden 1835–2002. Dresden 2002. S. 72–75, 116.

Wegen seiner exponierten Stellung behauptet sich Cordanum® neben einer Handvoll weiterer Betablocker aus dieser zweiten Generation (z. B. Metoprolol, Bisoprolol, Atenolol) seit über 30 Jahren im Therapiekonzept der Ärzte. Die kardialen und hämodynamischen Effekte sind für diese Substanzgruppe charakteristisch.[18] Bei Beachtung von Kontraindikationen und Interaktionen gehören die Betablocker zu der besonders verträglichen Substanzgruppe.

Unerwünschte Arzneimittelwirkungen auf Nervensystem, Magen-Darm-Trakt, Atemwege, Stoffwechsel, Herz-Kreislauf sowie akute allergische Hautreaktionen sind zumeist mit ›häufig‹, ›gelegentlich‹ bzw. ›sehr selten‹ beschrieben, d. h. drei bis zehn Prozent.

Die Gefahr bronchokonstriktorischer Nebenwirkungen ist bei Talinolol deutlich geringer als bei den nichtselektiven Betablockern ausgeprägt. Hingegen rufen suizidale Intoxikationen die charakteristischen, erst nach Stunden auftretenden Symptome hervor, wie Herzstillstand und kardiogenen Schock. Intensivmedizinische Maßnahmen sind dann lebensnotwendig.

Talinolol – auch heute noch wissenschaftlich innovativ

In den letzten Jahren erfolgte eine weitere wissenschaftliche Untersuchung des Talinolol, wobei die gute Wirksamkeit weiterhin bestätigt werden konnte.[19] Eine rumänische Studie bei Patienten mit chronischer Herzinsuffizienz der Stufe IV (NYHA = New York Heart Association) belegte die gute Verträglichkeit des Talinolols. Die klinische Datenlage gestattete jedoch noch keine Indikationserweiterung. Doch in weiteren klinischen Versuchen mit Hypertonikern mit 24 h-Blutdruckmessung konnte nachgewiesen werden, dass bei einer täglichen Einmaldosierung mit 50 mg bzw. 100 mg einschleichend eine verlässliche 24 h-Wirkung besteht gegenüber der bisherigen dreimaligen Applikation.[20] Bei therapeutischer Langzeitanwendung am

18 Perry P. Griffin / Manfred Schubert-Zsilavecz / Holger Stark: Hemmstoffe von Beta-Adrenozeptoren. In: Pharmazie in unserer Zeit 33 (2004), 442–449.

19 H.-D. Faulhaber / I. Weigmann / U. Lang / F. Weinsberg / B. Terhaag: Antianginal and antiischemic effects of the selective β-blocker talinolol in patients with stable angina pectoris. In: International Journal of Clinical Pharmacology and Therapeutics 43 (2005), 63–70.

20 Persönliche Mitteilung von Dr. Ingo Weigmann, Clinical Development, Radebeul, vom 25. Februar 2008.

Menschen traten bisher keine toxischen Effekte auf. Pharmazeutische Inkompatibilitäten sind bisher nicht bekannt.

Cordanum® führte in allen bisher vorliegenden Untersuchungen zu keiner negativen Beeinflussung von Parametern des Lipidstoffwechsels. Zu einer Erhöhung der Trans-aminasen im Serum kam es höchstens bei 0,01 Prozent der Patienten.

Der Zulassungsinhaber exportiert das Arzneimittel traditionell in einige osteuropäische Staaten. Eine EU-weite Zulassung sowie eine Ausweitung der internationalen Aktivitäten scheint augenblicklich nicht vorgesehen zu sein, ebenso wenig die Erstellung einer Monographie für das Europäische Arzneibuch. Die Nachzulassung wurde erst 2007 beim BfArM nach kritischer Prüfung der Dokumentationen abgeschlossen und die Zulassungsnummern erteilt.

Auswertung der Kriterien

Erfüllen Trapidil und Talinolol die eingangs aufgestellten Bewertungskriterien für eine Arzneimittelkarriere? Beide durchliefen auf Grund ihrer günstigen pharmakokinetischen und pharmakologischen Parameter eine über drei Jahrzehnte andauernde erfolgreiche Karriere in der ostdeutschen Arzneimittelgeschichte. Für Trapidil verlief sie freilich spektakulärer als für Talinolol. Beide entwickelten sich erfolgreich am Markt und überwanden auch die Hürden, die ihnen – epocheübergreifend – die Marktwirtschaft auferlegte. Heute erfüllen beide Arzneimittelklassiker die bundesdeutschen arzneimittelgesetzlichen Bestimmungen, nachdem sie die Nachzulassung bestanden und in den ersten Jahren des 21. Jahrhunderts ihre Zulassungs-Nummern nach dem Arzneimittelgesetz erhielten.

Eine Weiterentwicklung der Wirkungsmechanismen, die Erschließung neuer Anwendungsgebiete und letztendlich eine positive Bewertung der pharmakoökonomischen Kriterien[21,22] rechtfertigen, beide als Karrierearzneimittel zu charakterisieren. Doch die Karrierelaufbahn des Trapidils scheint mit dem Produktionsstopp und der Schließung der Rodleben Pharma GmbH im Jahre 2008 beendet zu sein, wenngleich Rocornal® noch fünf bis sieben Jahre vom Zulassungsinhaber

21 Zum Nutzen von Trapidil (Rocornal). In: arznei-telegramm 8 (1993), 82.

22 Björn Lemmer: Pharmakoökonomische Überlegungen zu Beta-Blockern. In: Pharmazie in unserer Zeit 33 (2004), 492–496.

zur Verfügung gestellt werden.[23] Der ökonomische Druck im Gesundheitswesen und die Gesundheitsreform wirken sich zwangsläufig negativ auf das Verordnungsverhalten der Ärzte aus, die nicht generische Arzneimittel nur mit Vorbehalten rezeptieren dürfen.

Weitere Original- und Parallelentwicklungen aus dem Arzneimittelsortiment

Doch waren Trapidil und Talinolol die einzigen exemplarischen Karrierearzneimittel aus dem Sortiment Ostdeutschlands? Gab es weitere Originalentwicklungen, die retrospektive Beispiele für eine erfolgreiche Arzneimittelkarriere darstellten? (siehe Anlage 1)

Die tabellarische Übersicht zeigt, dass es im Zeitraum von 1949 bis 1990 durchaus eine stattliche Anzahl von Originalentwicklungen gab. Hätten diese dennoch nicht noch mehr und erfolgreichere sein können? Die Kapazitäten für Forschung und Entwicklung sowie die vorhandenen bescheidenen materiellen Ressourcen der DDR manifestierten sich jedoch in Original- und Parallelentwicklungen.

Originalentwicklungen

Es waren generell solche, die bisher an anderer Stelle noch nicht bekannt oder arzneilich genutzt waren, einschließlich ihrer pharmakologischen, toxikologischen und klinischen Prüfung. Sie entsprachen größtenteils Leitstrukturen bereits international bekannter Arzneimittel wie Barbiturate, Phenothiazine, Sulfonamide und einige Hormone. Es gab aber auch ausgesprochen innovative Arzneimittel wie Pamba, Xanthocillin, Falicain, AH 3, Iprazochrom u.a.

Ein Teil wurde, wenn therapeutisch überholt, nach und nach im Zuge der kontinuierlichen Erneuerung aus dem Arzneimittelsortiment Ostdeutschlands gestrichen, das ganz bewusst bei etwa 2000 überschaubaren Positionen gehalten worden war. So blieb beispielsweise den Barbituraten, halbsynthetischen Secale-, Ajamlin- und Rauwolfia-Alkaloiden keine allzu lange Karriere beschieden.

Der größte Teil der Originalentwicklungen blieb entsprechend den arzneimittelgesetzlichen EG-Recht-Überleitungsvorschriften weiterhin im Beitrittsgebiet zugelassen, so wie es im Einigungsvertrag

23 Persönliche Mitteilungen [wie Anm. 3].

festgelegt worden war, später – nach Anzeige bei der Zulassungsbehörde – auch in den alten Bundesländern, wenn auch vorerst fiktiv. Für diese Arzneimittel schloss sich ab 1990 ein langwieriges Nachzulassungsverfahren an, das im Großen und Ganzen 2005 abgeschlossen werden konnte. Im Zuge der Dossiererstellung verzichteten einige pharmazeutische Unternehmer indes auf weitere Zulassungsanträge, nicht zuletzt bedingt durch tiefgreifende Umstrukturierungs- und Reprivatisierungsmaßnahmen in der ostdeutschen Pharmaindustrie. Viele pharmazeutische Unternehmer zogen ihre eingereichten Nachzulassungsanträge bei der Zulassungsbehörde zurück bzw. sie wurden vom BfArM in Bonn als nicht ausreichend beurteilt, abgelehnt und verschwanden so vom Markt. Nur wenige dieser Originalentwicklungen überlebten dieses langwierige Nachzulassungsprozedere, darunter eben Trapidil und Talinolol.

Parallelentwicklungen

In der DDR mussten auch Produktionsverfahren für bereits international bekannte Arzneimittel erarbeitet werden, wobei man nach patentunabhängigen Wegen suchte. Das war durchaus legitim, bestand doch in Ostdeutschland zwar Verfahrensschutz, jedoch kein Stoffschutz. Dabei erwies sich die wissenschaftliche Arbeit in den Abteilungen für Forschung und Entwicklung als sehr intensiv, war doch der materielle Anspruch hoch, weil man die Verletzung fremder Schutzrechte unbedingt vermeiden wollte. So kamen, hergestellt nach eigenen Syntheseverfahren, in den letzten 40 Jahren zahlreiche Fertigarzneimittel auf den Markt (siehe Anlage 2).

Vom wissenschaftlichen Aufwand her betrachtet handelte es sich dabei entweder um nationale Neuentwicklungen oder internationale Nachentwicklungen. Die analogen bundesdeutschen Originalentwicklungen standen zu diesem Zeitpunkt noch unter Patentschutz. Ein beträchtlicher Teil der zur Verfügung stehenden wissenschaftlichen Forschungspotenziale floss außerdem in die Rationalisierung von Produktionsverfahren, also in die Verbesserung laufender Synthesen hinsichtlich Ausbeute, Rentabilität sowie Anpassung an heimische Rohstoffe (z.B. Schweinegalle als Ausgangsmaterial für Steroidsynthesen) und den Umweltschutz.

Ökonomische Rahmenbedingungen verboten Arzneimittelkarrieren

Die Ziele der Arzneimittelforschung in der DDR hatten sich jedoch zunehmend den gegebenen wirtschaftlichen Bedingungen unterzuordnen. Neben einem nachzuweisenden volkswirtschaftlichen Nutzen des Forschungsergebnisses standen dabei in erster Linie die Verfügbarkeit einheimischer Rohstoffe sowie eine wissenschaftlich begründete Bedürfnisprüfung im Vordergrund. Die Verfahrenspatente wurden, soweit in der ehemaligen DDR angemeldet, respektiert, d.h. die Produktion erfolgte in der Regel nach eigenen Verfahren bzw. auf der Basis von Lizenzen, von denen man aber nur selten Gebrauch machte (vgl. Kolton®-Gelee, Rewodina®).

Es überrascht daher nicht, wenn Überlegungen zu gezielten, die Patientencompliance fördernden und damit die Therapiesicherheit erhöhenden Kombinationspräparaten aus bereits umfassend geprüften, behördlich zugelassenen Wirkstoffen in den Jahren 1980/90 deutlich stärker in den Vordergrund traten. Innovative Eigenentwicklungen erschienen nur noch aussichtsreich bei nachweislichen therapeutischen Fortschritten. Zunehmend scheute man daher den Aufwand und die finanziellen Risiken der vorklinischen Prüfung und pharmazeutischen Absicherung. Die Analyse der internationalen Rohstoffmärkte veranlasste die Zurückstellung mancher hoffnungsvollen Eigenentwicklung.

So waren auch den letzten beiden Originalentwicklungen in der DDR keine Karrieren beschieden. Bonnecor® / Tiracizin – 1983 gemeinsam mit dem Moskauer Wissenschaftlichen Forschungsinstitut für Pharmakologie der Akademie der Medizinischen Wissenschaften der ehemaligen UdSSR als antiarrhythmischer Wirkstoff entwickelt – waren als Ampullen mit 25 mg / 5 ml und Tabletten mit 50 mg Wirkstoff noch im letzten Arzneimittelverzeichnis der neuen Bundesländer von 1991 aufgeführt.[24] Obwohl Tiracizin die Kriterien eines nahezu idealen Antiarrhythmikums erfüllte, scheiterte diese Originalentwicklung u.a. an den Anforderungen der Nachzulassung, weil die notwendigen Zuarbeiten und klinischen Gutachten von russischer Seite ausblieben.

24 K. J. Rostock: Bericht über das II. Bonnecor®-Symposium am 13.11.1991 in Moskau. In: medicamentum 33 (1992), 105f.

Triapten® / Foscarnet-Natrium, eine Antiviralcreme als unterstützendes Lokaltherapeutikum bei Herpes zoster aus dem Jahre 1990, hat trotz günstiger klinischer Beurteilungen[25] noch nicht die Marktstellung erobert, um als Karrierearzneimittel bezeichnet zu werden. Der Wirkstoff fand jedoch Aufnahme in die Europäische Pharmakopöe, Nachtrag 2001. Der erste Schritt für eine europaweite Karriere könnte damit bereits erfüllt sein.

Resümee

Mit der Geschichte der DDR-Arzneimittel Trapidil und Talinolol sollte nicht nur ein Beitrag zur Pharmaziehistoriographie Ostdeutschlands geleistet, sondern zugleich der gesamtgesellschaftliche Hintergrund erläutert werden. Dieser war geprägt von einem ungleich schweren Neuanfang mit fast vollständig zerstörten und anschließend demontierten Produktionsanlagen, bescheidenen technologischen Potenzialen, geringen Rohstoffreserven, einem über die Maßen hohen Exportanteil in die Länder des RGW/Comecon, chronischem Devisenmangel sowie einer auch an die sozialen Strukturen kaum anpassungsfähigen Planwirtschaft. Die Leistungen der pharmazeutischen Industrie verdienen dennoch Achtung und Anerkennung.

Abschließend sollten noch zwei Persönlichkeiten in einer kleinen Hommage, stellvertretend für viele engagierte Wissenschaftler und Techniker, die in der Pharmaindustrie Ostdeutschlands tätig waren, gewürdigt werden, ohne deren unermüdlichen Einsatz und hohes Berufsethos – unabhängig von politisch-weltanschaulicher Orientierung – trotz vieler Schwierigkeiten und materiellem Mangel manche Originalentwicklung nicht hätte termingerecht, wenn überhaupt, auf den Markt gebracht werden können, und eben auch nicht Trapidil und Talinolol.

Professor Dr. Fritz Hauschild (1908–1974) war selbst ein überzeugter Kommunist und KPD-Mitglied seit 1946. Er hatte maßgebenden Anteil an der Entwicklung von innovativen Antihistaminika, Psychopharmaka und eben auch der des Trapidils. Hauschild war für seinen eigenwilligen und kreativen Arbeitsstil bekannt, er erwartete auch von seinen Mitarbeitern ein gleich hohes Engagement. In den vom Krieg kaum zerstörten Laboratorien der ehemaligen Henkel-Werke in Rod-

25 Jochen Meyer / B. Felgenträger: Triapten® – Antiviralcreme als unterstützendes Lokaltherapeutikum bei Herpes zoster. In: medicamentum 33 (1992), 305f.

leben konnte er diese Ideen größtenteils verwirklichen. Mit scharfen Worten geißelte er 1964 in einem Brief an den damaligen Gesundheitsminister Max Sefrin (1913–2000), der der DDR-CDU angehörte, die drohende Innovationsschwäche der DDR-Pharmaindustrie mit folgenden Worten: »Man sollte die Entwicklung nicht hemmen!«[26]

Dr. Ernst Carstens (1915–1986), seit 1953 Forschungsleiter des Arzneimittelwerks Dresden (AWD), bekannt für seine systematischen Forschungsarbeiten im Rahmen von Herz-Kreislaufpräparaten, stammte noch aus dem Wissenschaftlerteam der Chemischen Werke von Heyden, Radebeul. Seine Arbeitsgruppe, der keine SED-Mitglieder angehörten, wurde 1979 für die Einführung von Talinolol mit dem Nationalpreis dritter Klasse für »Wissenschaft und Technik« der DDR geehrt.

Anlage 1
Originalentwicklungen der ostdeutschen Pharmaindustrie

internationaler Freiname / chem. Bezeichnung bzw. Zusammensetzung	Handelspräparat (eingetragenes Warenzeichen ®)	Wirkungsweise / Indikation
Zeitraum 1949–1960: z. B.		
Acetylaminonitropropoxybenzen	Falimint	Adjuvans
Bromsalicylsäureisopropylamid	Actol	Antimykotikum
Dipiproverin	Spasmonal	Spasmolytikum
Ethyl-butyl-thiobarbital-Na	Brevinarcon	Injektionsnarkotikum
Propoxypiperocain	Falicain	Lokalanästhetikum
Crotylbarbital	Kalypnon	Hypnotikum
Xanthocillin	Brevicid	Antibiotikum
Etoloxamin	AH 3	Antihistaminikum

26 Ulrich Meyer: Fritz Hauschild (1908–1974) und die Arzneimittelforschung der DDR. In: Die Pharmazie 60 (2005), 468–472. Vgl. auch Ulrich Meyer: Steckt eine Allergie dahinter? Die Industrialisierung von Arzneimittel-Entwicklung, -Herstellung und -Vermarktung am Beispiel der Antiallergika. Nat. wiss. Diss. Greifswald 2002. Als Druckfassung erschienen in der Wissenschaftlichen Verlagsgesellschaft Stuttgart.

Zeitraum 1961–1970: z. B.		
Chlorphenethazin	Marophen	Neuroleptikum
p-Aminomethyl-benzoe-säure	PAMBA	Antifibrinolytikum
Dioxopromethazin	Prothanon	Antiallergikum
Sulbentin	Afungin	Antiseptikum
Talastin	Ahanon	Antihistaminikum
Dioxopromethazin	Prothanon	Antihistaminikum
Dropempin	Abdoman	Therapeutikum bei funktioneller Dyspepsie, Diarrhoe
Sulfaclomid	Sulfaclomid	Antibiotikum
Chlordehydromethyl-testosteron	Oral-Turinabol	Anabolikum
Zeitraum 1971–1980: z. B.		
Trapidil	Rocornal	Koronardilatator
Bendamustin	Cytostasan	Zytostatikum
Detajmiumbitartrat	Tachmalcor	Antiarrhythmikum
Iprazochrom	Divascan	Migränetherapeutikum
Talinolol	Cordanum	Betablocker
Dihydroergocornin / -kryptin	Ergocomb	Sympathikolytikum, Therapie von Durchblutungsstörungen
Zeitraum 1981–1990: z. B.		
Tiracizin	Bonnecor	Antiarrhythmikum
Foscarnet-Na	Triapten	Virostatikum

Anlage 2
Parallelentwicklungen der ostdeutschen Pharmaindustrie

Internationale Nachentwicklungen bzw. nationale Neuentwickungen (am Beispiel des damaligen Arzneimittelwerkes Dresden, heute AWD. pharma GmbH & Co. KG)

internationaler Freiname	Handelspräparat (eingetrag. WZ ®)	Indikation
Zeitraum 1949–1960: z. B.		
Promethazin	Prothazin	Neuroleptikum
Sulfamethoxypyridazin	Depovernil	Chemotherapeutikum
Dihydrochlorothiazid	Disalunil	Diuretikum
Zeitraum 1961–1970: z. B.		
Dipyridamol	Curantyl	Koronartherapeutikum
Halothan	Halan	Inhalationsnarkotikum
Clonidin	Haemiton	Antihypertonikum
Diazepam	Faustan	Tranquilizer
Nitrazepam	Radedorm	Hypnotikum
Butylbiguanid	Buformin	Antidiabetikum
Zeitraum 1971–1980: z. B.		
Carbamazepin	Finlepsin	Antiepileptikum
Benzodiazepine	Rudotel	Tagestranquilizer
Clonazepam	Antelepsin	Antiepileptikum
Nifedipin	Corinfar	Antihypertonikum
Glibenclamid	Manilil	Antidiabetikum
Butylbiguanidtosylat	Buformin retard	Antidiabetikum
Zeitraum 1981–1990: z. B.		
Etomidat	Radenarcon	Kurznarkotikum
Clenbuterol	Contraspasmin	Bronchospasmolytikum
Diclofenac-Na	Rewodina	Antirheumatikum
Oxatomid	Barpet	Antiallergikum
Clozapin	Alemoxan	Neuroleptikum

Hartmut Morck, Eschborn

ERFOLGSKRITERIEN FÜR NEUE ARZNEIMITTEL IM 21. JAHRHUNDERT

In den neunziger Jahren des letzten Jahrhunderts wurden jährlich zwischen 40 und 50 neue Arzneimittel mit einem neuen Wirkstoff in Deutschland auf den Markt gebracht. Anfang des 21. Jahrhunderts ging die Zahl stark zurück und erreichte 2003 mit nur 16 neuen Arzneistoffen einen Tiefpunkt. In den letzten fünf Jahren stieg die Zahl langsam wieder an; 2007 waren es wieder 30 Fertigarzneimittel mit neuen Wirkstoffen. 2008 wird diese Zahl wahrscheinlich auch erreicht.[1]

Die Frage, warum neue Stoffe entwickelt und in den Markt eingeführt werden, hatte im letzten Jahrhundert hauptsächlich ethische Gründe. Der Nutzen für den Patienten und damit für die Gesellschaft, auch unter Berücksichtigung des volkswirtschaftlichen Vorteils, stand im Vordergrund. Erst danach wurde nach dem Nutzen für den Hersteller und die Gesetzliche Krankenkasse (GKV) gefragt.

Diese Reihenfolge hat sich im 21. Jahrhundert grundlegend geändert. Insbesondere die aktuelle Diskussion über die Arzneimittelkosten in der GKV belegt, dass die Erfolgskriterien heute an dem Nutzen für die GKV und für den Hersteller gemessen werden. Patienten und Gesellschaft scheinen nur noch eine untergeordnete Rolle zu spielen.

Nutzen für den Patienten

Der Nutzen für den Patienten kann an der Heilung oder Symptomlinderung gemessen werden. Außerdem wird mit neuen Wirkstoffen eine spezifischere beziehungsweise individuellere Therapie angestrebt. Auch die Tendenz, seltene Krankheiten zu therapieren, kann durch spezielle finanzielle Förderungen der Europäischen Union forciert werden.

Analysiert man den Nutzen für den Patienten bei den neuen Arzneistoffen, fällt auf, dass die Forschung der Hersteller sich auf chronische Krankheiten konzentriert. Das ist ein Grund dafür, dass

1 Hartmut Morck: Neue Arzneistoffe seit 1997. http://www.pharmazeutische-zeitung.de

nur noch selten neue Antibiotika mit kurativem Ansatz entwickelt werden, obwohl wir wegen der Resistenzsituation dringend neue antibiotisch wirkende Stoffe brauchen. Anders sieht es bei den Virustatika aus, denn virale Infektionen wie HIV und Hepatitis verlaufen chronisch und garantieren über Jahre hinweg einen Einsatz von Medikamenten. Allein für die HIV-Infektion wurden in den letzen 20 Jahren 23 neue Arzneimittel mit vier unterschiedlichen Wirkungsansätzen in den Markt eingeführt. Die Heilung einer HIV-Infektion konnte indes bisher mit keiner der möglichen Kombinationen erreicht werden.

Bei der Krebstherapie setzte sich in den letzten Jahren auch ein Wechsel im Therapieansatz durch und löst immer mehr die klassische unspezifische Chemotherapie ab. Spezifischere Substrate wurden gesucht und in den Rezeptoren für Wachstumsfaktoren gefunden. Seit 2000 sind allein fünf monoklonale Antikörper (Trastuzumab, Alentuzumab, Cetuximab, Bevacizumab und Panitumumab) in den Markt eingeführt worden, die sich entweder gegen den Wachstumsfaktorrezeptor oder direkt gegen den Wachstumsfaktor richten. Ferner muss Rituximab noch genannt werden, das schon in den neunziger Jahren des letzten Jahrhunderts eingeführt wurde und sich gegen Oberflächenproteine von immunkompetenten Zellen richtet. Diese speziellere Therapie komplettieren Tyosinkinaseinhibitoren (Imatinib, Erlotinib, Desatinib, Sorefinib, Nilotinib, Lapatinib), die den Vorteil haben, als kleinere Moleküle peroral appliziert werden zu können und durch ihre Wirkung in der Lage sind, die Signaltransduktion innerhalb der Zelle nach Kontakt mit einem Wachstumsfaktor zu unterbrechen. Daraus lässt sich ableiten, dass in der Kombination beider Wirkstoffgruppen die Zukunft der Krebstherapie liegt. Kenntnisse über die molekularbiologischen Abläufe in einer Krebszelle ermöglichten die Entwicklung dieser Stoffe. Bortezomib, ein Proteasominhibitor, ist ein weiterer peroral applizierbarer Stoff, der bei mutiplem Myelom eingesetzt wird. Allerdings kann noch nicht – außer in Einzelfällen – von Heilung gesprochen werden. Zum Teil sind die gewonnenen Überlebensmonate durch die neuen Therapieansätze noch sehr bescheiden.

Die Förderung in der Europäischen Union (EU) von Arzneimitteln für seltene Krankheiten (orphan drugs) führte zur Entwicklung einer Reihe neuer Substanzen in den letzen Jahren. Allein seit 2000 haben zehn Stoffe den orphan drug-Status bekommen.

Nutzen für den Hersteller

Eine Folge der Globalisierung ist, dass auch auf dem Arzneimittelsektor der Umsatz und der wirtschaftliche Erfolg für den Hersteller an erster Stelle steht. Forschungsaktivitäten erstrecken sich bevorzugt auf Gebiete wie Krebs und Virusinfektionen, also chronische Erkrankungen, weil diese Indikationen größere Gewinne versprechen. Außerdem wird der Eindruck immer öfter bestätigt, dass die neuen Stoffe zu schnell in Verkehr gebracht werden sollen, also zu einem Zeitpunkt, wo die Risiken noch nicht ausreichend abgeklärt sind. Rückrufe wie bei COX-2-Hemmern oder Mibefradil stellen zwangsläufige Folgen dar.

Auch das verstärkte Engagement bei orphan drugs hat nicht nur altruistische Gründe, sondern in erster Linie wirtschaftliche, weil Fördermittel winken, die Zulassung bevorzugt bearbeitet wird und die Preise meistens hoch angesetzt werden können.

Nutzen für die Gesetzliche Krankenkasse

Auch die Krankenkassen bewerten den Nutzen und die Erfolgskriterien neuer Arzneimittel nicht unbedingt patientenorientiert. Oberstes Ziel der GKV ist vielmehr, die Arzneimittelkosten nicht steigen zu lassen. Die landläufige Meinung, dass Qualität ihren Preis haben sollte, wird durch das Argument, dass Qualitätssicherung durch Rationalisierung, eventuell auch durch Rationierung und Ausnutzung von Einsparpotentialen zu niedrigeren Kosten möglich sein muss, ergänzt. Der Gesetzgeber schuf außerdem die Möglichkeit, durch Festbeträge, Rabattverträge, Kosten-Nutzen-Bewertung und Höchstpreise in die Preisbildung einzugreifen.

Bereits 2004 wurde mit dem GKV-Modernisierungs-Gesetz (GMG) gesetzlich eine Bewertung der innovativen Arzneimittel in drei Gruppen vorgeschrieben. Die Deutsche Pharmazeutische Gesellschaft (DPhG) lieferte zusammen mit der Arbeitsgemeinschaft für Pharmazeutische Verfahrenstechnik (APV) die Definitionen zu den drei Gruppen, die als Sprunginnovationen, Schrittinnovationen und Scheininnovationen bezeichnet wurden. Während so genannte ›Scheininnovationen‹ seit 2005 automatisch in die Festbeträge eingeordnet werden, kann der Hersteller bei den ›Sprunginnovationen‹ den Preis frei gestalten, obwohl die Bundesgesundheitsministerin das Gegenteil wollte. Die Stoffe, die als ›Schrittinnovationen‹ gelten, müssen hingegen in der Zukunft einer Kosten-Nutzen-Bewertung unterzogen werden. Ausgehend von dem gegenüber der bisherigen Therapie preislich definierten Zusatznutzen wird ein Höchstpreis festgelegt, den die GKV erstattet. Sollte der Hersteller einen höheren Preis anstreben, muss allerdings der Patient die Differenz zwischen Höchstpreis und Herstellerpreis selbst zahlen.

Aus der seit 2004 eingeführten Bewertung neuer Arzneistoffe resultierte, dass die Hersteller deutlich weniger Scheininnovationen in den Markt einführen. Während in den neunziger Jahren des letzten Jahrhunderts jährlich die meisten Stoffe als Scheininnovationen eingestuft wurden, ist die Zahl in den letzten drei Jahren unter zehn gesunken, weil es sich für den Hersteller nicht mehr rechnete. Dafür werden die Preise für Sprunginnovationen durch den Hersteller jetzt deutlich höher angesetzt.

Zurzeit findet eine intensive Diskussion über die Kosten-Nutzen-Analyse statt. Das Institut für Qualität und Wirtschaftlichkeit im Gesundheitswesen *(IQWiG)* hat zwar Anfang 2008 ein Papier zur Kosten-Nutzen-Bewertung vorgelegt, die Diskussion ist aber noch nicht abgeschlossen. Streitpunkt bleibt die Berücksichtigung der Lebensqualität, also des Patientennutzens, in der Bewertung.

Damit zeigt sich, dass der Nutzen neuer Arzneimittel für die Gesellschaft offensichtlich nicht berücksichtigt wird, weil sich der Nutzen nur volkswirtschaftlich berechnen lässt und keine direkten Auswirkungen auf die Kosten der GKV hat.

Es ist zu befürchten, dass aufgrund dieser Einstellung neue Stoffe mit neuem Wirkungsmechanismus, wie zum Beispiel die Inkretinmimetika oder DDP-4-Inhibitoren oder der erste Renininhibitor Aliskiren, nicht in den Arzneimittelrichtlinien Berücksichtigung finden werden.

Will man den Nutzen neuer Arzneimittel für die Gesellschaft beziffern, müsste mehr Arzneimittelversorgungsforschung betrieben werden, die auch den volkswirtschaftlichen Nutzen berücksichtigt. Solche Studien liegen unter anderem für H2-Blocker vor, bei denen sichtbar wurde, dass nach Einführung dieser Stoffklasse die Arzneimittelkosten zwar jährlich um circa 20 Prozent anstiegen, der volkswirtschaftliche Effekt unter Berücksichtigung eingesparter Krankenhauskosten und Reduktion von Fehltagen aber bei minus 83 Prozent lag.

Eine ähnliche Arbeit wurde erst kürzlich auch über den Einsatz von Biologicals bei Rheumatoider Arthritis fertig gestellt. Auch hier konnte eine Kostenreduktion von 30 Prozent berechnet werden, trotz 100prozentiger Steigerung der Arzneimittelkosten.[2]

Fazit

Die Veränderung der Erfolgskriterien bei neuen Arzneimitteln führte dazu, dass sich die Verteilung der neuen Stoffe in die einzelnen Indikationsgruppen deutlich veränderte. Die meisten neuen Substanzen werden bei den Tumorarzneimitteln verzeichnet, gefolgt von den Virustatika und Antirheumatika, erst dann kommen die Herzkreislaufarzneimittel, die im letzten Jahrhundert häufig an erster Stelle standen. Abgeschlagen landen die zentral wirksamen Substanzen auf den hinteren Rängen.

2 S. Merkesdahl et al.: THU 0462 noch nicht veröffentlicht.

PERSONENREGISTER

ANSCHRIFTEN DER AUTORINNEN UND AUTOREN

Professor Dr. Peter Dilg
Institut für Geschichte der Pharmazie
Roter Graben 10
D-35037 Marburg

Dr. Albrecht Eichhorn
Karower Chaussee 179
D-13125 Berlin

Dr. Manfred Fankhauser
Dorfstr. 2
CH-3550 Langnau

Professor Dr. Christoph Friedrich
Institut für Geschichte der Pharmazie
Roter Graben 10
D-35037 Marburg

Privatdozent Dr. Axel Helmstädter
c/o Govi-Verlag
Carl-Mannich-Str. 26
D-65760 Eschborn

Dr. Ulrich Meyer
Ackerstr. 13
D-10115 Berlin

Professor Dr. Hartmut Morck
c/o Govi-Verlag
Carl-Mannich-Str. 26
D-65760 Eschborn

Professor Dr. Wolf-Dieter Müller-Jahncke
Privilegierte Apotheke
Lindenstr. 11
D-57548 Kirchen/Sieg

Dr. Gabriele Wacker
Technische Universität Carolo-Wilhelmina
Abteilung für Geschichte der Naturwissenschaften
mit Schwerpunkt Pharmaziegeschichte
Beethovenstr. 55
D-38106 Braunschweig

Professor Dr. Bettina Wahrig
Technische Universität Carolo-Wilhelmina
Abteilung für Geschichte der Naturwissenschaften
mit Schwerpunkt Pharmaziegeschichte
Beethovenstr. 55
D-38106 Braunschweig